Rosel Hölzer

Burnout
in der Altenpflege

vorbeugen – erkennen – überwinden

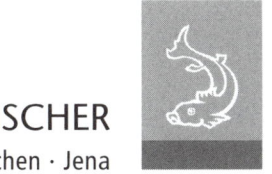

URBAN & FISCHER
München · Jena

Zuschriften und Kritiken an:
Urban & Fischer Verlag
Lektorat Altenpflege
Am Bleicheberg 18
06484 Quedlinburg

Bibliografische Information Der Deutschen Bibliothek
Die Deutsche Bibliothek verzeichnet Publikationen in der Deutschen
Nationalbibliografie; detaillierte bibliografische Daten sind im Inter-
net über http://dnb.ddb.de abrufbar.

Lektorat: Dr. Grit Wurlitzer, Quedlinburg
Herstellung: Hildegard Graf, München
Satz und Druck: Laupp & Göbel, Nehren
Umschlaggestaltung: Spiesz Design, Neu-Ulm
Titelfoto: MEV-Verlag, Augsburg
Kapiteleingangsgrafiken: Karin Wurlitzer, Greifswald
ISBN 3-437-47530-4
Printed in Germany

Aktuelle Informationen finden Sie im Internet unter:
http://www.urbanfischer.de

Vorwort

Der Arbeitsplatz Seniorenheim ist einer der stressigsten, und kaum eine andere Berufsgruppe ist so prädestiniert „auszubrennen" wie die der AltenpflegerInnen.

„Burnout-Syndrom" – dieser Begriff steht für ein prozesshaftes Geschehen und eine Anzahl verschiedenartiger körperlicher und seelischer Symptome. Vielfältige Ursachen können zugrunde liegen, wenn aus ehemals begeisterten und engagierten „Samaritern" gleichgültige, frustrierte Zyniker geworden sind, die sich selbst und anderen Schaden zufügen.

Das Arbeitsklima ist kälter geworden in den Pflegeheimen. Leistungsdruck und andere Belastungen für jeden einzelnen nehmen zu, und eine Verbesserung des personellen Notstandes ist vorläufig nicht in Sicht. So ist die Burnout-Problematik für immer mehr AltenpflegerInnen jetzt so aktuell wie nie und wird in der Gesellschaft – nicht nur von Betroffenen und Altenheim-Insidern – lebhaft diskutiert.

Was ist das für ein Gefühl, wenn „es" anfängt? Woran merkt man, dass man „es" hat? Wie endet „es"? Aber vor allem: Was kann man tun gegen Burnout?

In diesem Buch werden Fragen aufgenommen, gestellt und auch beantwortet. Es wendet sich mit der Vermittlung von theoretischem Hintergrundwissen und praktischen „Tipps" an AltenpflegerInnen, die befürchten, burnoutgefährdet zu sein und solche, die vom Ausbrennen bereits betroffen sind und im Begriff stehen, ihre Gesundheit und Lebensfreude einzubüßen, wenn „es" so weiter geht.

Platte, gedankenlose Durchhalteparolen wie: „Da muss man durch, reiß dich doch mal etwas zusammen!" verletzen, und Betroffene fühlen sich nicht ernst genommen. In diesem Buch wird aufgezeigt, dass es gangbare Wege gibt aus dem ganz persönlichen Dilemma, dem beruflichen und auch privaten Ausbrennen. Burnout ist kein unentrinnbares Schicksal!

In den zahlreichen „Fallbeispielen" mag der eine oder andere „sein" Burnout wieder erkennen und getröstet feststellen, dass er mit seinem Problem nicht allein ist.

Herne, im Frühjahr 2003   Rosel Hölzer

Autorin

Die Autorin Rosel Hölzer war als examinierte Altenpflegerin zehn Jahre in der Gerontopsychiatrie und in verschiedenen Einrichtungen der stationären Altenhilfe im Tag- und Nachtdienst tätig. In auffällig ansteigender Zahl begegneten ihr dort ausgebrannte Kolleginnen und Kollegen. Ihr Interesse für das Burnout-Syndrom vertiefte die Autorin in der später folgenden Weiterbildung zur Fachkrankenschwester für psychiatrische Pflege.

Inhalt

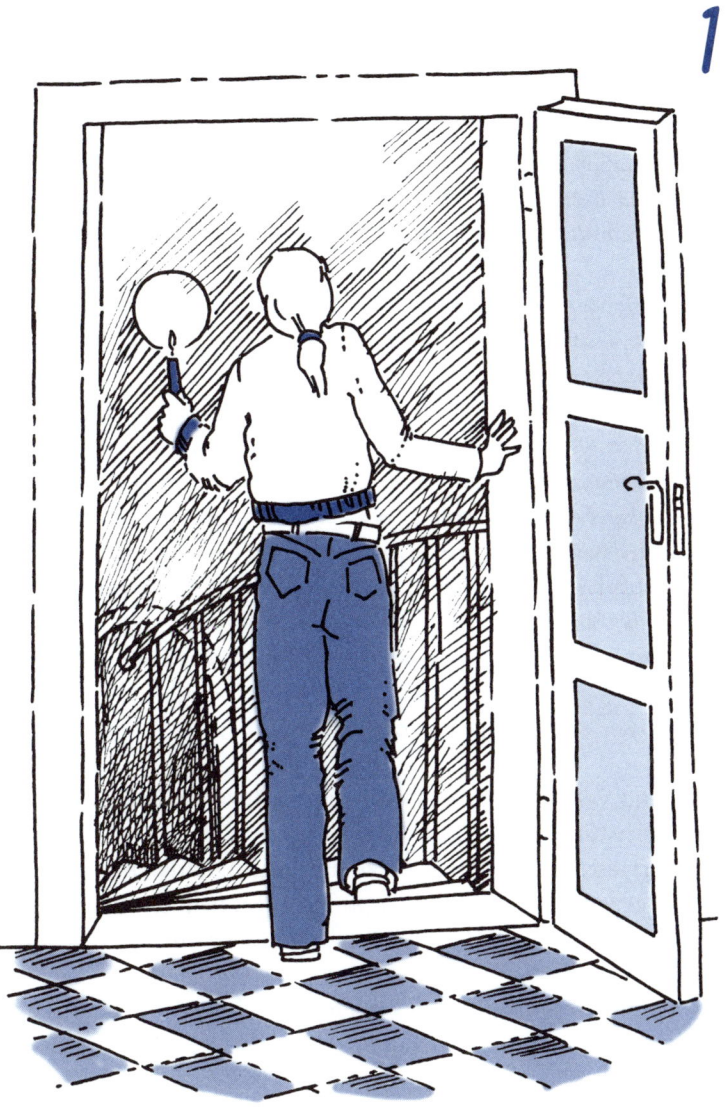

Burnout –
ein Prozess in Phasen

1

1.1 Burnout – was heißt das eigentlich?

Fallbeispiel

„(...) Frau Wiemers verfügt über ein ausgeprägtes Einfühlungsvermögen und sehr angenehme Umgangsformen. Sie ist jederzeit hilfsbereit und in der Lage, auch schwierige Situationen sicher zu beherrschen. Frau Wiemers ist jederzeit aufgeschlossen für Vorschläge Anderer.

Die übertragenen Aufgaben erfüllte Frau Wiemers in vorbildlicher Weise gewissenhaft und zuverlässig und jederzeit zu unserer vollsten Zufriedenheit.

Von Kolleginnen und Vorgesetzten wird Frau Wiemers durch ihre ehrliche, sachliche und offene Art sehr geschätzt. Darüber hinaus nutzt sie immer alle Möglichkeiten zur konstruktiven Zusammenarbeit. Wir danken Frau Wiemers für ihre aktive Mitarbeit, ihren Einsatz bei Fortbildungen und ganz besonders für das Einbringen ihrer Pflegephilosophie während unserer Leitbildentwicklung. Wir bedauern ihr Ausscheiden für unser Haus sehr.

Auf dem weiteren Lebens- und Berufsweg wünschen wir ihr alles Gute."

(Auszug aus einem Original-Arbeitszeugnis)

Niemand würde vermuten, dass diese glänzende Beurteilung die Arbeitsleistung einer Altenpflegerin beschreibt, die sich in einem weit fortgeschrittenen Stadium des Burnout befindet und schon seit Jahren gegen emotionale Erschöpfung und abnehmende Leistungsfähigkeit, gegen das **Ausbrennen**, einen beinahe aussichtslosen Kampf führt.

Vor neun Jahren begann Vera Wiemers nach ihrem mit „sehr gut" bestandenen Altenpflege-Examen mit großem Enthusiasmus und hohen ethisch-moralischen Ansprüchen an sich selbst ihre Berufstätigkeit in einem „ganz normalen Altenheim". Vera wechselte zweimal ihre Stelle. Um der Hektik und dem hohen Arbeitstempo des Tagdienstes zu entgehen, arbeitete sie zuletzt sechs Jahre ausschließlich als Nachtwache. Immer häufiger litt sie unter Versagensängsten und psychosomatischen Symptomen, insbesondere Herzbeschwerden ohne erkennbare organische Ursache. Nach

1

etlichen fehlgeschlagenen Psychotherapieversuchen in den vergangenen Jahren sieht Vera ihre persönliche und berufliche Situation momentan als fast aussichtslos an. Sie ist davon überzeugt, nie wieder im Pflegebereich arbeiten zu können. Die Ursachen, sagt sie, liegen in ihren eigenen menschlichen Defiziten, sie sei unzulänglich, nicht ausreichend qualifiziert, könne keine Verantwortung übernehmen: „Ich fühle mich fix und fertig, einfach am Boden und kaputt." Sie kündigte folgerichtig – zur Überraschung aller Kollegen und Vorgesetzten – ihre ungeliebte Arbeitsstelle. Niemand hatte ihr langsames Ausbrennen bemerkt!

Vera wird demnächst eine Kur in einer psychosomatischen Klinik antreten in der Hoffnung, Energie und Selbstvertrauen zurückzugewinnen, Kraft zu finden für einen persönlichen und beruflichen Neuanfang.

Seit „burnout" 1974 zum ersten Mal in den USA thematisiert wurde, definierten, beschrieben und deuteten eine Vielzahl vorwiegend amerikanischer und deutscher Autoren das Phänomen. Sinnvoll ist es – um Verwirrung zu vermeiden – eine Auswahl von Kernaussagen zum Charakter des Burnout-Syndroms vorzustellen, in denen sich die meisten Autoren einig sind.

■ Definitionen

 Burnout-Syndrom
Burnout, Burningout, Burning-out, engl.: Ausbrennen.
Syndrom: Das Zusammentreffen einzelner, für sich alleine uncharakteristischer Symptome zu einem kennzeichnenden Krankheitsbild.

„[…] andauernder Erschöpfungszustand aufgrund körperlicher, geistiger und seelischer Überanstrengung (durch Beruf, Familie u. a.)"
(Wahrig, Fremdwörterlexikon, 1999, ☞ Literaturverzeichnis)
„Ziele, Wünsche und Hoffnungen können nicht in die Tat umgesetzt werden, und bei der Anstrengung, das Erwünschte doch noch

zu erreichen, werden die Bemühungen immer verzweifelter, die Kraftreserven schwinden, und ein Zustand der Erschöpfung setzt ein."
(Thorsten Dargatz, 1985, ☞ Literaturverzeichnis)
„Unter Burnout versteht man den Zustand psychischer oder seelischer Erschöpfung, der als Auswirkung lang anhaltender negativer Gefühle entsteht, die sich in Arbeit und Selbstbild des Menschen entwickeln."
(Jörg Fengler, 1992, ☞ Literaturverzeichnis)
„[…] eine langandauernd zu hohe Energieabgabe für zu geringe Wirkung bei ungenügendem Energienachschub."

Hohe	Geringe	Ungenügender
Energieabgabe	Wirkung	Energienachschub

(Matthias Burisch, 1994, ☞ Literaturverzeichnis)

■ Definition für Helferberufe

„Das Ausbrennen ist das Resultat andauernder oder wiederholter Belastung im Zusammenhang mit langfristigem intensivem Einsatz für andere Menschen […]"
Das Ausbrennen ist die schmerzliche Erkenntnis von Helfern, dass sie diesen Menschen nicht mehr helfen können, dass sie nichts mehr zu geben haben und sich völlig verausgabt haben […]"
(Aronson et al., 1985, ☞ Literaturverzeichnis)

■ Die Treppe nach unten

Niemand wacht morgens auf und hat Burnout, wie Masern oder Grippe. Die Entwicklung eines Burnout-Syndroms kann bereits in der Kindheit beginnen und dann über Jahrzehnte fortschreiten. Ebenso möglich ist eine kurze Dauer des Prozesses. Er kann in jedem Stadium unterbrochen oder beendet werden.

1

Matthias Burisch hat 1994 (☞ Literaturverzeichnis) eine 7-Stadien-Einteilung vorgenommen:
- Warnsignale
- reduziertes Engagement
- emotionale Reaktionen
- Abbau
- Verflachung
- psychosomatische Reaktionen
- Verzweiflung.

Für jedes Stadium hat Burisch charakteristische Symptome aufgelistet (☞ Kap. 1.2–1.8). Diese Kategorisierung kann „diagnostisch" hilfreich sein, wenn man berücksichtigt, dass einzelne Phasen fließend ineinander übergehen, die zugeordneten Symptome individuell unterschiedlich stark ausgeprägt sein können und nicht unbedingt als „Paket" auftreten müssen.

Als Reaktionen auf kurzandauernde Stress-Perioden am Arbeitsplatz Altenheim sind fast alle Symptome einzeln jedem Pflegenden und Helfenden vertraut.

Burischs Prozessdarstellung in Form eskalierender Stadien, denen spezielle Symptome zugeordnet sind, ist ein Hilfskonstrukt. Es kann genutzt werden, bei sich (oder anderen) den (Gefährdungs-) Stand zu erkennen und zu benennen.

Das Stufenmodell ist bildlich vorstellbar als eine nach unten führende Treppe. Auf jeder Stufe besteht die Möglichkeit umzukehren. Je weiter man jedoch nach unten gestiegen ist, umso anstrengender wird der Rückweg.

- Burnout läuft prozesshaft in ineinander übergreifenden Phasen ab, die aber nicht zwangsläufig bis zum Endstadium aufeinander folgen müssen.
- Es ist nicht als chronische Krankheit oder wie eine Allergie anzusehen, die, einmal erworben, bis zum Lebensende bei einem bleibt.
- Selten ändern sich die negativen Umstände von allein, eigenes Aktivwerden nach dem Erkennen der Gefahr ist nötig.

1.2 Warnsignale

Der erste Schritt in das Burnout ist geprägt von einer Phase des Überengagements, voller Dynamik und Aktivität.

Die **Symptome**:
- starke Identifikation mit den BewohnerInnen
- Selbstüberschätzung und hochgesteckte Ziele
- freiwillige Leistung unbezahlter Mehrarbeit
- ständiges Angebot, bei personellen Engpässen einzuspringen
- Verdrängung von Misserfolgen und Enttäuschungen
- Beschränkung sozialer Kontakte auf KollegInnen
- Vorherrschendes Gefühl, nie Zeit zu haben.

In diesem „Workaholic"-Stadium begegnet man häufig Berufsanfängern, Pflegekräften nach einem Arbeitsplatzwechsel oder Menschen, deren Privatleben durch einen Verlust in der Familie (Trennung vom Partner, die Kinder ziehen aus) keinen ausreichenden Identifikationsort mehr bietet.

Fallbeispiel
Nachdem ihr Mann vor sechs Jahren bei einem Verkehrsunfall ums Leben kam, arbeitet die 48-jährige Altenpflegerin Birgit als Nachtdienst-Teilzeitkraft im Altenheim. Bisher hat sie auch ihren mit im Haushalt lebenden 24-jährigen Sohn ver- und umsorgt. Dieser zieht – für Birgit überraschend – zu seiner Partnerin. Nach einem anfänglichen Gefühl der Leere und des Nichtausgelastetseins beschließt sie, mit einer vollen Stelle in den Tagdienst zu wechseln. Zwei Wünsche stehen im Vordergrund: Birgit möchte ein erfülltes Berufsleben führen und alle Missstände im Tagdienst, die ihr als Nachtwache aufgestoßen sind, „anpacken" und beseitigen.

Im Fall Birgit sind persönliche Misserfolge und Konfrontationen mit dem Tagdienst-Team vorprogrammiert. Der geplante Rollenwechsel von der Hausfrau und Mutter zur erfolgreichen Berufstätigen kann nicht im Hauruck-Verfahren gelingen. Einen festen Platz im Team und Anerkennung durch Kollegen muss sich Birgit be-

1

hutsam erarbeiten, um Frustrationserlebnisse und späteres Ausbrennen zu vermeiden.

Fallbeispiel

Die 21-jährige Altenpflege-Schülerin Sevim absolviert ihr zweites Berufspraktikum im Pflegeheim. Sie darf leichte pflegerische Arbeiten übernehmen, z. B. Bettlägerigen das Essen reichen und BewohnerInnen bei kleinen Einkäufen begleiten. Nach der festgelegten Dienstzeit hilft sie gern noch bei Küchenarbeiten mit. Wegen ihrer Fröhlichkeit und übergroßen Hilfsbereitschaft ist sie bei dem Team und allen BewohnerInnen äußerst beliebt. Die zierliche Praktikantin wird oft mitleidig gefragt, warum sie denn einen so schweren Beruf gewählt habe. Sevims Antwort: „Ich habe fast ein Jahr lang meine Oma versorgt, die zuletzt schon sehr verwirrt und vergesslich war. Die Pflege hat mir so große Freude bereitet, dass ich mir diese Arbeit gut als Beruf vorstellen kann. Alte Menschen haben etwas Besonderes, viel erlebt und geleistet. Manche hatten ein trauriges Leben, viele sind jetzt einsam und krank. Sie tun mir leid und ich möchte ihnen helfen, ich bin gerne mit ihnen zusammen."

Sevim hat den Berufsalltag, die AltenpflegerInnen-Realität (noch) nicht wirklich erlebt, sie trägt ein idealisiertes Bild der beruflichen Wirklichkeit in sich. Der „Praxisschock" (☞ Kap. 3.2.2) steht noch bevor. Bei schlechter Vorbereitung sind idealistische Menschen wie Sevim und viele andere PraktikantInnen und BerufsanfängerInnen mögliche KandidatInnen für eine Burnout-„Karriere".

 Die für die erste Burnout-Phase aufgeführten Symptome – einzeln oder in ihrer Gesamtheit – sind als Warnung zu verstehen, nicht als Diagnose.

Das erste Stadium kann während des gesamten Berufslebens anhalten, ohne in ein Burnout-Geschehen einzumünden. Nicht jedes große Engagement in der Altenhilfe, nicht jede überwältigende Hilfsbereitschaft sind krankhaft oder krankmachend. Allerdings stoßen MitarbeiterInnen, die ständig zu emotionalen und psychischen Höchstleistungen bereit und in der Lage sind, nicht immer auf ein positives Echo bei weniger motivierten KollegInnen.

 Tipps für die Praxis

Selbstreflexion ist der erste Weg zur Besserung:

▶ Sind die beruflichen Ziele realistisch gesteckt und mit den vorhandenen Kräften erreichbar?

▶ Ist der aufopfernde Einsatz für die BewohnerInnen vielleicht in Wirklichkeit eine zu intensive Identifikation mit ihnen?

▶ Gibt es Signale von den ArbeitskollegInnen, dass sie das vorgegebene „Tempo" nicht mithalten können oder wollen?

▶ Beschweren sich Freunde und Bekannte über das Einschlafen der Kontakte?

▶ Bleiben Anrufe, Briefe und E-Mails unbeantwortet?

▶ Werden Einladungen zu Partys, Einkaufsbummel, Kino, Essengehen, Disco etc. ständig ausgeschlagen („Ich habe keine Zeit")?

Wenn auf diese und ähnliche Fragen mit einem klaren „Ja" geantwortet werden muss, so ist der Brand vermutlich schon gelegt. „Warnsignale" heißt diese erste Phase, und sie müssen erkannt und hinterfragt werden. Erfahrungsaustausch mit ebenso „beruflich verhaltensauffälligen" KollegInnen fördert möglicherweise das Problembewusstsein.

1.3 Reduziertes Engagement

Das eigentliche Ausbrennen beginnt, nach dem anfänglichen Entflammtsein, mit einer Art innerer Kündigung bzw. harten Landung auf dem Boden der Realität des Machbaren. Eine negative Sichtweise der BewohnerInnen entwickelt sich in diesem als Frustrationsphase bezeichneten Stadium der Desillusionierung und Dehumanisierung.

1

■ Anzeichen in Bezug zu den Pflegebedürftigen

- Verlust positiver Gefühle gegenüber BewohnerInnen
- Distanz zu BewohnerInnen
- Schuldzuweisung für persönliche und arbeitsbezogene Probleme an BewohnerInnen
- höhere Akzeptanz von Kontrollmitteln wie Psychopharmaka („chemische Fixierung")
- Betonung von Fachjargon einerseits und Verrohung der Sprache – wenn von BewohnerInnen die Rede ist – andererseits.

Fallbeispiel
Zivildienstleistender Thorsten bei einer Dienstübergabe – es wird darüber gesprochen, dass „die Schmid" wieder einmal ihr Bett abgezogen und die Toilettenumgebung eingekotet hat –: "Wenn man euch so reden hört, könnte man meinen, ihr hasst alle alten Leute und ekelt euch vor ihnen. Meine Oma würde ich hier nicht hinbringen!"

In der Sprachkultur zeigt sich häufig die Einstellung Pflegender zu ihren Klienten. Durch „Verdinglichung" (der Kramer, die Schmid) wird eine große Distanz zum pflegebedürftigen Menschen ausgedrückt. Vorübergehende sprachliche Entgleisungen sollten allerdings nicht überbewertet werden, sie haben oft eine Ventil-Funktion.

■ Anzeichen im Umgang mit anderen Menschen

Auch im Umgang mit Personen im sozialen Umfeld kommt es zu Verhaltens- und Kommunikationsveränderungen, z. B.:
- Schwierigkeiten, zu geben und anderen zuzuhören
- Verlust von Empathie (Einfühlungsvermögen)
- Verständnislosigkeit
- Zynismus

1

Die 45-jährige Monika, Hausfrau und Mutter von zwei Mädchen, holt ihre drei Jahre jüngere langjährige Freundin Bianca, Altenpflegerin und alleinlebend, zum wöchentlichen Saunabesuch vom Altenheim mit dem Auto von der Frühschicht ab. Als Bianca eingestiegen ist und sich ihre Zigarette angezündet hat, beginnt Monika von einer der pubertierenden Töchter zu erzählen, die die ganze Familie mit ihrem Liebeskummer belastet und sie selbst, die Mutter, in große Sorge versetzt mit ihrer depressiven Stimmung.
Bianca hält während des Berichts der Freundin die Augen geschlossen und unterbricht plötzlich und heftig: „Bitte hör' auf! Ich war den ganzen Vormittag Kummerkasten und kann nichts mehr in mich aufnehmen. Ich bin völlig erschossen und kann jetzt niemandem mehr zuhören, geschweige denn helfen. Eine Stunde in diesem Affenhaus, und du würdest mich verstehen! Bitte fahr' mich jetzt nach Hause, ich will nur noch Ruhe, Ruhe, Ruhe."

Immer häufiger reagieren dauergestresste Pflegekäfte, die von ihren Freunden bisher als gute Zuhörer und Ratgeber geschätzt wurden, auf diese oder ähnliche Weise. Sie fühlen sich von den Problemen anderer jetzt überfordert. Die Gedanken kreisen nun um die eigene Person, man möchte sich schützen und „abschirmen" („Ich bin doch nicht der seelische Müllkasten für andere!"). Der Freundeskreis reduziert sich allmählich.

■ Anzeichen in Bezug auf das Arbeitsverhältnis

- Desillusionierung
- negative Einstellung zur Arbeit
- Widerwillen und Überdruss gegen den täglichen Gang zur Arbeit
- Fluchtphantasien
- verspäteter Arbeitsbeginn, Überziehung der Pausen
- Fehlzeiten

1

Fallbeispiel

*Miriam ist 38 Jahre alt und seit einem dreiviertel Jahr Bereichs-
leitung einer 32-Betten-Station. In den ersten Wochen war sie die erste, die zum Dienst kam und die letzte, die die Station verließ. Vor Beginn der Frühschicht stellte sie schon die Tropfen für morgens und
mittags. Eintragungen in die Berichtsblätter und Leistungsnachweise
schrieb sie grundsätzlich erst nach der Dienstübergabe. Häufig wurde
sie gefragt, ob sie denn kein Zuhause habe. Miriam galt als besonders
zuverlässig und sorgfältig. Sie rief oft noch von zu Hause auf der
Station an, weil sie eine Kleinigkeit bei der Übergabe vergessen hatte.
Auch hatte Miriam nichts dagegen, wenn Kollegen sie privat anriefen,
um Dienstprobleme zu erörtern. Sie war für „alles" zuständig und nahm
sich unerledigte Schreibarbeiten – z. B. Dienstpläne – mit nach Hause.
Einige Kollegen hielten Miriams Einsatz für übertrieben. Sie befürchteten, dass ihre eigene Leistung an der der Stationsleitung gemessen
würde. Miriams Vorgesetzte, Pflegedienstleiter und Heimleiter, hielten
ihren Arbeitseifer für selbstverständlich. Anerkennung gab es nicht –
und zusätzliche Verantwortungsbereiche wie die Erstellung des
Nachtdienstplans wurden von der PDL auf sie abgewälzt.
Miriams Mann beklagte sich, dass seine Frau eigentlich mit der
Dienststelle verheiratet sei und kaum noch mit ihm, ernsthafte Konflikte entstanden (der Beruf oder ich!). Schließlich konnte Miriam dem
Druck von allen Seiten nicht mehr standhalten und änderte radikal ihr
Arbeitsverhalten, hielt sich streng an Dienstzeiten: „Was ich heute
nicht schaffe, bleibt bis morgen liegen, ich ruiniere nicht mein Privatleben für dieses Haus." Aus der Sicht der Pflegedienstleitung wurde
Miriams Verhaltensänderung als Verweigerung und Rückzug angesehen, es gab neue Konfliktfelder, denen Miriam sich schließlich entzog,
die Stationsleitung niederlegte und kündigte. Sie fand die Kraft, nach
kurzer Arbeitslosigkeit und Gefühlen des Versagens, eine Ausbildung
zur Altentherapeutin zu beginnen.*

Nach der Zeit des Überengagements und der aufopferungsvollen
Hingabe treten Charaktereigenschaften wie Egoismus und Eifer-
sucht (auf materiell besser Gestellte, Glücklichere, Erfolgreichere)
in den Vordergrund. Höhere Ansprüche werden gestellt. Selbstmitleid meldet sich, der anfängliche Idealismus geht verloren.

1

■   *Anzeichen, die die eigene Person betreffen*

- Partnerprobleme, Konflikte mit den Kindern
- Konzentration auf die eigenen Ansprüche
- Gefühl mangelnder Anerkennung
- Gefühl, ausgebeutet zu werden

Fallbeispiel
Sabine ist 38 Jahre alt und hat vor elf Jahren die Altenpflegeaus-
bildung begonnen, als der jetzt 15-jährige Sohn aus dem „Gröbsten"
heraus war. Sie ist seit einem Jahr examinierte Mitarbeiterin in einer
Dementengruppe. Bei einem Freund weint sie sich am Telefon aus:
„Heute gab es wieder Streit mit dem Jungen. Er hilft kein bisschen im
Haushalt, wirft mir seine Sportklamotten vor die Füße wie einer
Waschfrau, will jeden Tag warm essen, räumt aber nicht einmal sein
Geschirr weg. Wenn ich müde von der Spätschicht komme, hört er
Musik in Dröhn-Lautstärke. Und mein Mann nimmt ihn immer noch in
Schutz! Die beiden müssen doch mal kapieren, dass ich einen extrem
anstrengenden Job habe, wo alle an mir zerren, schellen, schreien.
Wenn ich entnervt nach Hause komme, brauche ich doch Rücksicht! Ich
fühle mich manchmal wie der Fußabtreter von allen. Nie sagt einer
‚Danke'."

Einige der beschriebenen Symptome für „vermindertes Engagement" erscheinen typisch für den AltenpflegerInnen-Alltag. Jeder
kennt, besonders in Zeiten von Personalknappheit und hohem Ar-
beitsaufkommen, die beinahe unüberwindliche Abneigung, „zur
Schicht" zu gehen. Selbstverständlich treten „gesunde" Wut-Ge-
fühle auf, wenn man vermehrt einspringen muss, die Freizeit knapp
und wieder einmal ein Wochenende „platt" ist.
Unfreundlichkeiten BewohnerInnen gegenüber in Stress-Situatio-
nen sind menschlich, man kann sich dafür entschuldigen. Auch
kleine Eifersüchteleien im Privatleben („Du liebst deinen Beruf
mehr als mich") müssen nicht überbewertet werden.

Erst wenn sich alle oder viele der beschriebenen Symptome anhaltend bemerkbar machen, müssen sie als Hinweis auf einen beginnenden Burnout-Prozess gedeutet und verstanden werden. Es gibt in dieser Phase noch viele Möglichkeiten, der Krise zu entgehen.

 Tipps für die Praxis

▶ Einmal monatlich einen Kollegen-Stammtisch einrichten zum Austausch von negativen Arbeitsplatzerfahrungen und persönlichen Frust-Erlebnissen, für interessierte und betroffene MitarbeiterInnen des Stationsteams vom Tag- und Nachtdienst ohne Beteiligung von Leitungskräften

▶ Ängste vor Burnout in der Supervision thematisieren

▶ Durch Gespräche mit Familie und Freunden Verständnis für die eigene schwierige persönliche und berufliche Lage erreichen und um Mithilfe bei der Problemlösung bitten

▶ Partnerschaftskonflikten nicht aus dem Weg gehen, sondern sofort bearbeiten

▶ Kritik und Ratschläge von Außenstehenden nicht gleich zurückweisen, oft stecken darin wichtige Hinweise auf vom Betroffenen selber nicht bemerkte Verhaltensauffälligkeiten

▶ Sich Zeit nehmen für Sachliteratur und/oder Fachzeitschriften (☞ auch Literaturverzeichnis), denn durch die Kenntnis von Ursachen und Zusammenhängen beim Burnout-Syndrom verschwinden oft diffuse Ängste („Was passiert da eigentlich mit mir?").

1.4 Emotionale Reaktionen

Nach dem Abschied von vielen der ursprünglichen Ziele weicht die Phase des bereits stark eingeschränkten Engagements der schmerzlichen Erkenntnis, alle Illusionen über den einst aus Überzeugung gewählten Beruf endgültig verloren zu haben. Symptomatisch für dieses Stadium des Ausbrennens ist eine andauernd veränderte

Stimmungs- und Gefühlslage, je nach Persönlichkeit aggressiv bzw. gereizt oder depressiv. Damit einher gehen oft psychosomatische Beschwerden, wie z. B. unerklärliche Kopfschmerzen und Schlafstörungen. Unproduktive Schuldzuweisungen – an sich selbst oder andere – kennzeichnen ebenfalls diese Stagnations-Phase: Die berufliche und persönliche Weiterentwicklung erscheint dem Betroffenen in eine Sackgasse geraten zu sein.

■ Anzeichen einer aggressiven Gefühlslage

- Vorwürfe und Ungerechtigkeiten
- Abstreiten der Eigenbeteiligung an pflegerischen Misserfolgen
- Ungeduld, Launenhaftigkeit
- Intoleranz
- Kompromissunfähigkeit
- Streitbereitschaft
- Misstrauen
- Ärger und Ressentiments
- häufige Konflikte mit KollegInnen, BewohnerInnen und deren Angehörigen
- erhöhte Reizbarkeit auch im privaten Bereich

Fallbeispiel

Der 23-jährige Björn hatte als Zivi die Station, auf der er jetzt als examinierter Altenpfleger arbeitet, kennen gelernt. Der Zivildienst hatte ihm viel Freude bereitet und die Liebe zum Pflegeberuf geweckt. Nach der Ausbildung stellte Björn fest, dass Freude und Spaß unter der Last der Verantwortung als „Examinierter" immer mehr in den Hintergrund traten. Dass auf seiner großen 28-Betten-Station oft wochenlang in Unterbesetzung gearbeitet wird, empfindet Björn als Überforderung. Physische und psychische Erschöpfung haben bereits sein Privatleben beeinträchtigt. Frühere Hobbys hat er längst aufgegeben.

Jede, auch berechtigte, Kritik an seiner Arbeit weist er zurück: „Ich kann nicht mehr als schuften!" Seine Empfindlichkeit und Nörgeleien wirken sich negativ auf die Stimmung im Team aus. Misstrauisch hat Björn Privatkontakte zu Kollegen eingestellt. Immer wieder kommt es

1

zu Konfrontationen mit der PDL, weil Angehörige von BewohnerInnen sich über sein unhöfliches, oft barsches Benehmen
beschweren. Björn macht die unfähige Heimleitung, verfehlte Politik,
die Undankbarkeit der alten Menschen und „die Gesellschaft" für
seine berufliche und persönliche Misere verantwortlich. Er reagiert
oft grundlos gereizt und arrogant. Mit Björn möchte keiner mehr
gern zusammenarbeiten. Er ist zum notorischen Stationsquerulanten
geworden.

Wenn Björn sich nicht unter Kontrolle bekommt, wirkt sich sein
Verhalten selbstschädigend aus und vergiftet die Atmosphäre im
Team. Er riskiert den Verlust seines Arbeitsplatzes. Auch im Kontakt mit den BewohnerInnen und deren Angehörigen entwickeln
sich erhebliche Störungen, gute Pflege ist nicht mehr gewährleistet.

■ Anzeichen für eine Depression

- Schuldgefühle
- reduzierte Selbstachtung
- Selbstmitleid
- unbestimmte Angst, Nervosität und Ruhelosigkeit
- Stimmungsschwankungen
- Gefühl des Festgefahrenseins
- Pessimismus
- Sentimentalität
- Ohnmachtsgefühl, Hilflosigkeit

Fallbeispiel
Nach der Trennung von ihrem Mann hatte Renate mit 48 Jahren
beschlossen, noch einmal aktiv am Berufsleben teilzunehmen. In ihren
früheren Job als Propagandistin wollte sie nicht zurückkehren,
sondern „etwas Soziales" machen. Seit 2 Jahren arbeitet sie nach
einer kurzen Ausbildung als Stationshilfe in einem städtischen
Pflegeheim. Im ersten Berufsjahr hatte sie sich schnell mit kleinen
Enttäuschungen abgefunden und ihren Idealismus gegen Frustrationserlebnisse im Pflegealltag eingesetzt. Bei den BewohnerInnen
und im Team schätzte man ihr etwas burschikoses, offenes und

hilfsbereites Wesen sowie ihren praktischen Einfallsreichtum. Renate hatte mit Volldampf begonnen, ihre Erfüllung in der Arbeit gesucht und gefunden. Dass ihre ständige Einsatzbereitschaft auch ausgenutzt wurde, bemerkte sie erst spät.

Ein kleiner Arbeitsunfall führte zu einer Zwangspause und der Erkenntnis, dass sie sich selbst und ihr Privatleben sträflich vernachlässigt hatte. Auch schien niemand im Kollegenkreis sie zu vermissen, das Stationsleben ging auch ohne sie weiter. Durchschlafstörungen stellten sich ein. Renate gelang es nicht, die einsamen Tage sinnvoll auszufüllen. Verändert kehrte sie nach einigen Wochen an ihren Arbeitsplatz zurück. Der anfängliche Enthusiasmus war verschwunden, die Grundstimmung gedämpft und traurig.

Im Team ist sie bald isoliert und als initiativlose „Stimmungsbremse" nicht mehr akzeptiert. Renate versteht sich selbst nicht mehr, fühlt sich zu alt für eine berufliche Neuorientierung: „Mit 50 gehört man überall zum alten Eisen." Aus Hoffnungslosigkeit und Mangel an innerer Kraft bleibt sie in der verfahrenen Situation. Mit Psychopharmaka und Alkohol verschafft sie sich gelegentlich Erleichterung. Die Ursache ihrer Probleme sucht sie hilflos in erster Linie bei sich selbst.

Renate läuft große Gefahr, ernsthaft seelisch zu erkranken. Sie hat sich selbst schnell kampflos aufgegeben und frühzeitig resigniert. Häufig kommt die Erkenntnis, sich mitten im Burnout zu befinden, überraschend und ohne Vorwarnung, ausgelöst durch ein plötzliches, kleines Ereignis.

Viele AltenpflegerInnen erkennen bei sich selbst Verhaltensweisen und Empfindungen von Björn und Renate. Aggressivität, Gereiztheit oder depressives Erleben (Niedergeschlagenheit), auch „schlechte Laune" treten als vorübergehende Verstimmungen, als natürliche Reaktion auf Überforderung in nahezu jedem Berufsalltag auf.

 Bestimmen Aggression und Depression die „seelische Grundwetterlage", so ist zu befürchten, dass der Prozess des Ausbrennens bereits fortgeschritten ist.

Tipps für die Praxis

▶ Negatives Feedback von Kollegen und aus dem privaten Umfeld nicht als Selbstbestätigung werten („Kein Wunder, dass mich keiner mag")

▶ Die Stimme des Körpers deuten, er signalisiert Störungen wie
  - Appetitlosigkeit
  - Heißhungerattacken
  - Schlaflosigkeit
  - Kopfschmerzen

▶ Alle auffälligen körperlichen und seelischen Veränderungen auflisten, sich dadurch Klarheit verschaffen

▶ Professionelle Hilfe (z. B. beim Hausarzt) in Anspruch nehmen.

Die 3. Phase des Burnouts unterscheidet sich von den vorausgegangenen besonders dadurch, dass die starke Frustration der betroffenen Pflegeperson sich auf ihr Umfeld deutlich störend auswirkt und von den Menschen in ihrer Umgebung bemerkt wird. Krisen in privaten Beziehungen und Mängel in der Arbeitsbewältigung werden dem Ausbrennenden gespiegelt und können bei ausbleibenden Gegenstrategien in einen gefährlichen Teufelskreis führen.

Wenn der Stress übermächtig wird: Gewalt

Physische Gewaltanwendung an BewohnerInnen kann am Ende einer Kette von dauernder Überforderung und Frustration geschehen und ist Ausdruck fehlgeleiteter Aggression und Hilflosigkeit. Psychische Gewalt, die sich in Beleidigungen, Kränkungen, Verspotten und zynischen Bemerkungen, aber auch Ignorieren, zeigt, ist ebenso ernst zu nehmen.

Das Thema Gewalt darf nicht tabuisiert werden. Burnout als Ursache von Aggression gilt es bewusst zu machen und zu therapieren (☞ Kap. 5).

In ihrem Handbuch „Gewaltprävention" in der Reihe „Altenpflege professionell" greift Barbara Bojack die Problematik auf und gibt praktische Hilfe. (☞ siehe Literaturverzeichnis)

1

1.5 Abbau

„Den Arbeitstag irgendwie überstehen" heißt die Devise für Altenpflegerinnen, die sich in diesem Stadium des Burnouts befinden. Charakteristisch für diese Phase sind Leistungsabfall und das offensichtliche Desinteresse am Beruf, den man einmal so sehr geliebt hat. Zusätzlich treten die in Kap. 1.4 beschriebenen emotionalen Reaktionen wie Gereiztheit und Niedergeschlagenheit verstärkt auf. Vom Abbau betroffen sind sowohl Arbeitsmotivation als auch Leistungskraft und geistige Beweglichkeit.

Die **Symptome:**
- Arbeitsunlust, Mangel an Initiative
- Produktivitätsverlust
- Vergesslichkeit, Konzentrationsschwäche
- Ungenauigkeit
- Schwarz-weiss-Denken
- Widerstand gegen Veränderungen, Dienst nach Vorschrift

Auf den Stationsalltag übertragen zeigen sich einige dieser Anzeichen in Nachlässigkeiten, die im Team auffallen und gegenüber Vorgesetzten als „Flüchtigkeitsfehler" nur schwer gedeckt werden können, z. B.:
- Die Berichterstattung der Pflegeplanung und -dokumentation ist lückenhaft.
- Wesentliche Details werden in der Dienstübergabe vergessen.
- Wichtige Termine für BewohnerInnen werden nicht wahrgenommen.
- Fahrlässigkeiten in Bezug auf die Medikamente (verwechseln, nicht verabreichen) häufen sich.

Fallbeispiel

Altenpflegerin Sarah, 25, erzählt: „Ich wünschte, ich hätte diesen Beruf nie gewählt. Nach jeder Schicht habe ich ein schlechtes Gewissen, weil mir Schlampereien passieren, die für die alten Leute gefährlich sein können. Neulich habe ich bei Frau Klug abends das Insulin vergessen. Kurz vor Feierabend ist mir das wieder eingefallen, aber ich konnte oder wollte mich nicht mehr aufraffen und habe

*gehofft, dass alles gut geht. Ich merke, dass mir die alten Leute nicht
mehr wichtig sind. Früher hatte ich noch mit allen Mitleid und habe
mir die traurigen Schicksale sehr zu Herzen genommen. Heute bin ich
froh, wenn sie alle sauber und ruhig sind. Ganzheitliche Pflege! Heute
lache ich darüber. Das ist gar nicht möglich bei dem permanenten
Stress. Alles, einfach alles geht mir auf die Nerven, das ständige
Schellen, Einnässen, Einkoten. Fäkalienflecken im Bett decke ich
einfach zu. Jammern oder Rufen überhöre ich oft absichtlich. Erst
kürzlich saß Frau Schröder zwei Stunden auf dem Toilettenstuhl,
weil ich sie ganz einfach vergessen hatte. Das Schlimmste: Es tat mir
noch nicht einmal leid. Wenn ich zu Hause bin, fallen mir immer
meine Sünden ein. Nachts habe ich Albträume, Horrorvisionen vom
Altenheim. Erst habe ich geglaubt, nur die schlechten Arbeitsbedingungen sind an allem Schuld, jetzt bin ich sicher, dass es an mir
selbst liegt.
Die Kollegen reden bestimmt schon über mich, und sie haben Recht.
Auch meinen paar Freunden, die ich noch habe, fällt auf, dass ich mich
zum Nachteil verändert habe. Sie meiden mich in letzter Zeit, glaube
ich. So jedenfalls darf es nicht weitergehen."*

In der Distanz, z. B. nach Feierabend, konfrontieren sich ausbrennende AltenpflegerInnen oft mit den Fehlern und Unzulänglich-
keiten, die ihnen während der Pflege und im Umgang mit den
BewohnerInnen immer wieder unterlaufen. Das Resultat der Reflexion empfinden sie als belastend, ohne aktiv an einer Problemlösung arbeiten zu können.

Fallbeispiel
*Die 34-jährige Altenpflegerin Conny beschreibt ihr Ausbrennen (das
sie selbst noch nicht bemerkt hat) so: „Früher haben die Nachtwachen
schon ein paar Leute gewaschen, da hatten wir's im Frühdienst leichter. Jetzt kommt der neue Heimleiter daher und modelt alles um. Das
wäre nicht human, sagt er. Wir im Tagdienst sollen das jetzt machen.
Damit die Leute abends später essen können, sollen wir in der Mit-
tagsschicht $\frac{1}{2}$ Stunde länger bleiben. Warum alles ändern? Das haben
wir doch noch nie so gemacht! Bisher hat alles immer funktioniert
auch ohne den neumodischen Kram. Wo kommen wir denn da hin?"*

Logoklonien (freie Übersetzung: ständig wiederholte Worthülsen) wie „das war immer schon so" oder „das war noch nie so" sind Ausdruck einer inneren Blockade. Alles Neue wird als Verunsicherung und Bedrohung der eigenen angeschlagenen Position empfunden.

Abbau betrifft und beeinträchtigt massiv das Selbstwertgefühl und das Vertrauen auf das eigene Können. Aber auch das Team ist in Gefahr: Arbeitseinstellungen wie „Nach uns die Sintflut!" und „Ich mache nur noch das, was ich unbedingt muss!", also Dienst nach Vorschrift, können auf andere strapazierte HelferInnen „ansteckend" wirken.

Tipps für die Praxis

▶ Weitermachen wie bisher gefährdet die Gesundheit, die berufliche Existenz und die private Zufriedenheit. Ängste vor Veränderungen in der Berufs- und Lebenssituation müssen bearbeitet werden.

▶ Bilanzieren: Wie ist die Entwicklung vom Berufsstart bis zur aktuellen Lage verlaufen? Wie ist die Prognose?

▶ Einschätzen der noch vorhandenen Ressourcen: Reicht die physische und psychische Kraft für einen Neubeginn in einem anderen Arbeitsumfeld (Arbeitsplatzwechsel)?

▶ In Kursen, Workshops und Seminaren, wie sie z. B. örtliche Volkshochschulen anbieten, gibt es die Möglichkeit, Entspannungstechniken und Problemlösungsstrategien zu erlernen, positive Kraftreserven wieder zu beleben (☞ Kap. 6).

1.6 Verflachung

Wenn das Leben farblos wird, die Gefühle abkühlen, geistige Interessen einschlafen und soziale Kontakte bis auf ein Minimum eingestellt worden sind, so spricht man bezeichnenderweise von

1

Verflachung. Von dieser Verarmung des Erlebens ist die fünfte Burnout-Phase geprägt, die Lebensqualität ist verloren gegangen. Die **Merkmale** sind:

- Gleichgültigkeit, Apathie, allgemeines Desinteresse
- Einsamkeit
- Gefühlsverarmung
- Langeweile, Aufgabe von Hobbys
- stark reduzierte Anteilnahme an anderen, Verlust von Mitleid
- Ignorieren von Hilfsbedürftigkeit
- Meidung von Gesprächen über die eigene Arbeit.

Fallbeispiel

„Beinahe hätte mich die Arbeit ganz kaputt gemacht", erkennt die 35-jährige Elisabeth. Vor zehn Jahren war die gelernte Kranken-schwester mit ihrem Mann und ihren zwei Kleinkindern aus Schlesien nach Deutschland gekommen und hatte bald eine Stelle in einem Pflegeheim bekommen. Nach einigen Jahren hatte sie sich zur stell-vertretenden Stationsleitung hochgearbeitet. Durch die zusätzliche Verantwortung belastet, zeigten sich bei Elisabeth zunächst körperliche Symptome von Überanstrengung. Medikamente halfen: Tropfen gegen Kopfschmerzen, Spritzen gegen Verspannungen, Beruhigungsmittel gegen Einschlafprobleme und Angina-pectoris-ähnliche Beschwerden. Die immer häufiger auftretenden Anzeichen von Depression bekämpfte sie mit Stimmungsaufhellern. Ihre zunehmende Gleichgültigkeit sich selbst gegenüber, ihr Desinteresse an den Menschen im Heim und in der Familie führten zu ernsthaften Konflikten. Ermahnungen und Kündigungsandrohungen von Vorgesetzten, Trennungsabsichten ihres Mannes und mangelhafte Schulleistungen der Kinder öffneten Elisabeth schließlich die Augen. Sie erkannte, dass ihr Leben in eine Schieflage geraten war, dass sie den Boden unter den Füßen verlor. Nach einer Erholungskur und mit Hilfe ihres Neurologen beginnt Elisabeth jetzt im Zuge einer Reha-Maßnahme die Umschulung zur Industriekauffrau.

Für AltenpflegerInnen in diesem Stadium ist die Arbeit zur unerträglichen Last geworden. Auch im privaten Leben „funktionieren" sie nicht mehr.

Die Anzeichen der Verflachung mit den Empfindungen von Leere und Hoffnungslosigkeit im Vordergrund sind als Hinweis auf eine mögliche schwere Depression bei sich selbst und ArbeitskollegInnen sehr ernst zu nehmen. Es gibt Möglichkeiten, auch in dieser Phase noch dem völligen Burnout zu entgehen. Allerdings helfen Gespräche mit Freunden, Kollegen und Familienmitgliedern nur noch flankierend.

Tipps für die Praxis

▶ Einen Facharzt (Neurologe, Psychiater) konsultieren
▶ Eine Kur mit psychologisch begleitender Therapie in Anspruch nehmen
▶ Alternativen zum Pflegeberuf suchen und entsprechende Beratung durch das Arbeitsamt einholen
▶ Für Nichtbetroffene: Apathisch erscheinende ArbeitskollegInnen mit deutlichen Verflachungssymptomen nicht ignorieren sondern auf die vorhandenen Hilfsmöglichkeiten hinweisen.

1.7 Psychosomatische Reaktionen

Je weiter das Burnout-Geschehen fortschreitet, umso heftiger sendet der Organismus warnende Botschaften. Andauernder Stress (☞ Kap. 3.6) und seelische Überanstrengung rufen körperliche Symptome hervor, die je nach Veranlagung den gesamten Burnout-Prozess begleiten und schließlich unübersehbar in Erscheinung treten.

Die häufigsten **physischen Reaktionen**:

• Schwächung des Immunsystems
• Schlafstörungen
• sexuelle Störungen
• Tachykardie, beschleunigter Puls
• Angina pectoris
• Atembeschwerden
• Hypertonie

1

- Muskelverspannungen
- Kopfschmerzen
- Hauterkrankungen, z. B. Neurodermitis, Haarausfall
- Magen-Darm-Beschwerden, z. B. Übelkeit, Gastritis, Durchfall oder Obstipation
- Gewichtsveränderungen: Zu- oder Abnahme
- Alkohol-, Drogen-, Koffein-, Tabakmissbrauch

Fallbeispiel

Die KollegInnen wunderten sich nicht, als der 35-jährige Christian, im Dienstzimmer zusammenbrach. In den letzten Monaten hatte er auffallend an Gewicht verloren, sah grau aus im Gesicht und wirkte gealtert. Hin und wieder hatte er am Ende eines Nachtdienstes nach Alkohol gerochen. Der Stationsleiter fuhr mit Christian, der nach Luft rang und am ganzen Körper zitterte, ins nächstliegende Krankenhaus. Nach diversen Untersuchungen entließ man ihn mit dem Hinweis auf Bluthochdruck und der Diagnose „psychovegetative Dystonie" sowie dem Rat, sich fachärztlich weiter behandeln zu lassen.

Christian wurde bewusst, dass er mit seiner Gesundheit Raubbau betrieben hatte. Längst war ihm die Arbeitsüberlastung im Altenheim über den Kopf gewachsen. Warnsignale seines Körpers hatte er überhört, zu wenig geschlafen, zu viel geraucht und getrunken. Die zuletzt noch konsumierten Amphetamine „zum Fit-werden" hatten ihm schließlich den Rest gegeben. In einer psychosomatischen Fachklinik erholt sich Christian nur langsam. Es ist fraglich, ob er in seinen Altenpflegeberuf zurückkehren kann.

Eine Odyssee durch Facharztpraxen beginnt für viele AltenpflegerInnen, wenn sie die aufgeführten Krankheitszeichen bemerken und ernst nehmen. Die häufig dahinter verborgene (= larvierte) Depression wird leider nicht immer rechtzeitig erkannt und behandelt.

Menschen in Pflegeberufen neigen zur Selbstdiagnose: „Das ist doch alles nur psychisch!" Aber Vorsicht: Funktionelle Störungen, z. B. im Verdauungs- oder Herz-Kreislaufsystem können bereits zu Geschwüren, Geschwülsten und anderen organischen Defekten „ausgewachsen" sein.

 Tipps für die Praxis

▶ Vor (nicht anstelle) einer geplanten Psychotherapie mögliche organische Erkrankungen gründlich abklären und behandeln lassen

▶ Im Falle einer schon bestehenden oder befürchteten Abhängigkeit von Genuss- oder Suchtmitteln eine entsprechende Beratungsstelle aufsuchen

▶ Eine längere „Auszeit" zur körperlichen und seelischen Regeneration, an deren Ende der Abschied vom Pflegeberuf stehen kann, einplanen.

1.8 Verzweiflung

Wenn in den vorangegangenen Stadien der Burnout-Entwicklung keine Hilfen angeboten oder angenommen wurden, so finden sich ausgebrannte AltenpflegerInnen in völliger Resignation und Hoffnungslosigkeit wieder. Alle Ressourcen sind aufgebraucht. Auf eine lange, oder auch nur kurze, Zeit der Berufstätigkeit blickt man mit Zynismus zurück, die viel zu hohe Wertstellung der Anfangsphase konnte nie erreicht werden. Das Gefühl der Verzweiflung beherrscht in der letzten Phase des Burnouts die Grundstimmung mit Empfindungen wie:

• negative Einstellung zum Leben
• Sinnlosigkeit der eigenen Existenz
• Suizidgedanken

Ohne fremde Hilfe können sich derart Ausgebrannte kaum noch aus ihrem beruflichen und persönlichen Dilemma befreien. Durch ihre negative Sichtweise von sich selbst und anderen Menschen sind sie für ihre Umgebung nur noch mit großer Toleranz zu ertragen. Es drohen Gefahren wie Isolation und Realitätsverlust.

Menschen in verzweifelter seelischer Notlage sind suizidgefährdet. Mitarbeiter in Pflege- und Helferberufen, also auch AltenpflegerInnen, gehören statistisch zu den Berufsgruppen, in denen Suizid besonders häufig vorkommt.

 Tipps für die Praxis

Für nichtbetroffene KollegInnen:

▶ sensibel sein für die Notsituation eines Teammitglieds und eventuelle Signale aufnehmen

▶ aufmerksam sein bei Verhaltensauffälligkeiten eines Mitarbeiters, die auf eine Depression schließen lassen

▶ Äußerungen, die offen oder versteckt mit Suizid im Zusammenhang stehen (z. B. häufiges Ansprechen von Sterbethemen, Erörtern von Sinnfragen bis zu offen eingestandener Todessehnsucht), entsprechend deuten und als unmittelbare Gefahr erkennen

▶ Kontakt herstellen zu vertrauten Personen aus dem Umkreis der betroffenen ArbeitskollegIn und die eigenen Beobachtungen mitteilen.

Kann Burnout jeden treffen?

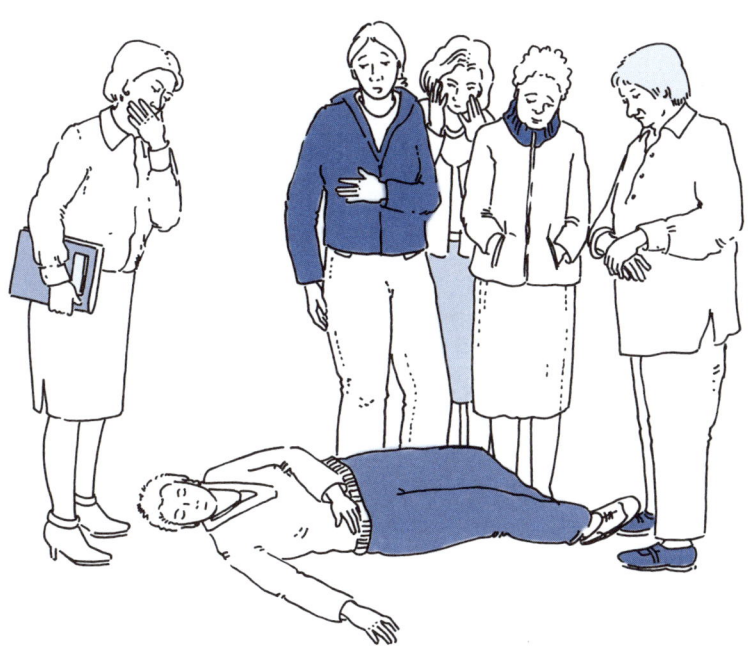

2

Die Frage kann auch anders gestellt werden. Gibt es die Burnout-Perönlichkeit, die ihrem Schicksal durch nichts entrinnen kann? Oder:

Gibt es den Arbeitsplatz, der so stressig und frustrierend ist, dass jeder dort Beschäftigte zwangsläufig Burnout erleben wird?

Die Antwort ist ein klares Nein.

Die Umstände, die zu einer Burnout-Krise führen können, sind so mannigfach, dass jeder Mensch irgendwann im Laufe seines Lebens in die Gefahr geraten kann auszubrennen.

Das heißt auch: Burnout geht jeden etwas an. „Es" kann überall da passieren, wo Menschen mit Menschen zu tun haben, beruflich und/oder privat. Keine Rolle in der Burnout-Statistik spielen eher seltene Berufe wie Leuchtturmwärter oder Ornithologe (Vogel-kundler). Im „Normalleben" allerdings wechseln ständig neue Stress-, Konflikt- und Belastungssituationen einander ab. Hier stellt sich die Frage: Warum sind manche Menschen besonders anfällig für Burnout und andere bleiben unter den gleichen äußeren Bedingungen verschont?

2.1 Besonders gefährdet: Frauen

In der Bundesrepublik sind ca. 85 % der Pflegekräfte Frauen. Weiblich sein und/oder in der Altenpflege arbeiten, diese beiden Faktoren reichen natürlich nicht aus, um ein sicheres Burnout-Schicksal zu erleben. Jedoch gibt es Erfahrungswerte, die bei der Konstellation „traditionelle Frauenrolle + Pflegeberuf" eine erhöhte Gefahr auszubrennen, befürchten lassen.

 Burnout ist kein geschlechtsspezifisches Problem. Frauen mit Familie *und* Beruf sind aber häufiger davon betroffen als Männer.

Ursachen:
- Das eigene **Rollenverständnis**: Beruf und Familie müssen unter einen Hut passen. Es ist meine Aufgabe, dafür zu sorgen, dass Haushalt, Mann und Kinder nicht vernachlässigt werden.
- Die **Rollenerwartung** der Gesellschaft: Berufstätige Frauen haben dafür zu sorgen, dass die Familie nicht zu kurz kommt.

2

Besonders Mütter haben es schwer, Haushaltsorganisation und berufliches Funktionieren miteinander zu vereinbaren, ohne ihre seelische Gesundheit aufs Spiel zu setzen.

Wenn bei diesem Spagat eins der beiden Aufgabengebiete nicht zufrieden stellend bewältigt werden kann, entstehen Schuldgefühle, Frustrations- und Stressherde und damit ein gefährlicher Nährboden für Burnout.

Fallbeispiel
Nach einer kurzen, gescheiterten Ehe hatte die 28-jährige Violetta vor sechs Jahren ihre polnische Heimat verlassen und war mit dem damals zweijährigen Sohn in die Nähe ihrer Verwandten nach Deutschland gezogen. Nach einem erfolgreich absolvierten Schwesternhelferinnenkurs fand Violetta eine Stelle als Teilzeitkraft in einem Seniorenheim. Alle, das neue Team, die PDL und die BewohnerInnen waren zunächst sehr angetan von ihrer umsichtigen, ernsthaften und einfühlsamen Arbeitsweise.
Der kleine Sohn allerdings begann zu kränkeln und entwickelte Lern- und Anpassungsstörungen in der Schule. Häufig musste er wegen fiebriger Infektionen zu Hause bleiben. Violetta blieb nichts anderes übrig, als in solchen Fällen kurzfristig für ein bis zwei Tage den Dienst abzusagen. Dabei verlor sie allmählich die Sympathien der KollegInnen, die für sie einspringen mussten. Violetta spürte, dass hinter ihrem Rücken abfällig über sie gesprochen wurde und versuchte, durch unbezahlte Überstunden die Fehlzeiten auszugleichen. Sie empfand die spürbaren Ressentiments gegen sich als berechtigt, hielt sie sich doch selbst für unzulänglich und unqualifiziert. Auch sah sie sich als Rabenmutter, die ihrem Kind zu wenig Zeit widmete. Wie sonst waren Schulprobleme und Krankheitsanfälligkeit zu erklären? Um dem Kind wenigstens einen materiellen Ausgleich (teure Markenkleidung

2

und aufwendiges Spielzeug) für mangelnde Zuwendung bieten zu können, nahm Violetta noch eine kleine Nebenbeschäftigung in den Abendstunden an. Die neue zusätzliche Belastung führte unter anderem zu erhöhtem Zigarettenkonsum, und mit starkem Kaffee versuchte sie, sich „fit" zu halten. Im Dienst und zu Hause fiel sie durch Nervosität, Ungeduld und Reizbarkeit auf. Es kam zu Konflikten mit der Leitung. Der auf ein Jahr befristete Arbeitsvertrag wurde nicht verlängert. Violetta hatte sich zuviel zugemutet, aber auch wenig Verständnis und Hilfe erhalten. Die Schuld an ihrem beruflichen Scheitern sucht sie bei sich selbst und sieht für sich und ihr Kind pessimistisch in die Zukunft.

Als allein erziehende Mutter wird sie kämpfen müssen, vor allem aber lernen, mit ihren Kräften ökonomisch umzugehen. Ihr Streben nach Perfektionismus als Mutter und im Beruf fordert im Fall des Misslingens Burnout geradezu heraus. Häufig müssen Ziele mit Blick auf ihre Erreichbarkeit neu definiert werden.

Fallbeispiel
Nicole ist 26, verheiratet und hat zwei Kinder, 7 und $1\frac{1}{2}$ Jahre alt. Um das Familieneinkommen zu verbessern, arbeitet sie als examinierte Altenpflegerin 12 Nächte im Monat. Nach der Schicht bringt sie die kleine Tochter zu ihrer Schwägerin und den Sohn zur Schule. Nicole konnte sich an das nächtliche Arbeiten nie gewöhnen, sie ist eigentlich ein ausgesprochener „Tagmensch". Es bleibt nicht aus, dass sie an den Tagen während der Nachtblöcke müde und gereizt ist, die Zeit zum Schlafen ist zu kurz. Auch an den freien Tagen, wenn sich die Hausarbeit türmt, fühlt sie sich zerschlagen und nicht leistungsfähig. Seitens der Verwandten kommt offene Kritik: „Du solltest dich mehr um deine Familie kümmern!" Auch Nicole selbst quält sich mit Schuldgefühlen: „Ich schaffe mein Pensum nie richtig." Zu wenig Zeit bleibt für die Kinder. Gemeinsame Wochenend-Aktivitäten, z.B. Radtouren mit ihrem Mann, hat es schon lange nicht mehr gegeben. Routine bestimmt den Familienalltag. Nicole erkennt die Gefahr rechtzeitig. Sie beschließt, die Anzahl ihrer Nachtdienste zu halbieren und materielle Einschränkungen in Kauf zu nehmen: Eins der beiden Autos wird abgeschafft, und Nicoles Mann benutzt das Fahrrad für den Weg zur Arbeit.

2

Einmal wöchentlich kommt eine Putzfrau und bringt „Grund" in den Haushalt. Nicole erlernt in einem Kurs der Volkshochschule Entspannungstechniken, um ihre Schlafstörungen in den Griff zu bekommen.

Violetta und Nicole leben in unterschiedlichen Familienverhältnissen. Gemeinsam sind ihnen die hohen Anforderungen durch den Pflegeberuf sowie die Verantwortung für Haushalt und Kindererziehung. Sie sind nicht nur doppelt, sondern gleich mehrfach belastet.

Während Violetta dazu neigt, früh zu kapitulieren, findet Nicole einen Weg aus der Krise, indem sie **Abstriche** macht.

Viele Frauen, die eine Familie gründen und berufstätig bleiben möchten, verfolgen bei ihrer Lebensplanung drei Hauptziele:

- dauerhaftes Glück und Harmonie in der Partnerschaft
- fehlerlose Kindererziehung
- Erfolg und Selbstverwirklichung im Beruf.

Der Versuch, solche Wunschvorstellungen zu verwirklichen, führt sehr bald zu Frustrationserlebnissen und Versagensgefühlen.

 Ein glückliches Familienleben und Zufriedenheit im Beruf sind nicht unvereinbar miteinander. Voraussetzungen sind:
- realistische Zielsetzungen
- realistische Einschätzung der eigenen Ressourcen.

 Tipps für Mütter

▶ Kinderbetreuungszirkel zusammen mit KollegInnen in ähnlicher Familiensituation gründen
▶ Mütter-Stammtisch organisieren zum Austausch gleichgelagerter Probleme
▶ Bei plötzlich eintretenden Versorgungsschwierigkeiten die Hilfe von Familienpflegerinnen über Caritas, Arbeiterwohlfahrt, Diakonie und Sozialstationen des DRK in Anspruch nehmen

2

▶ Hilfsangebote erfragen bei Jugendämtern, sozial-psychiatrischen Diensten und „Pro Familia"
▶ Informationen zu Mutter-Kind-Kuren in Kirchenkreisen, z.B. „Diakonisches Werk", anfordern
▶ Beratungsstellen (für Ehe-Familien-Lebensfragen) der Städte, Gemeinden und Kirchen aufsuchen.

■ *Frauenspezifisch*

Nicht nur Mütter, auch verheiratete oder als Singles lebende Frauen tragen von gesellschaftlichen Erwartungen geprägte „Eigenschaftsetiketten". Angeblich typisch weibliche Attribute werden ihnen zugeschrieben, mit denen sich viele auch selbst positiv identifizieren.
Solche Wesensmerkmale sind:
• weich, sanftmütig, nachgiebig
• mitleidig
• hilfsbereit, selbstlos, opferbereit
• kompromissfähig
• harmonieliebend
• ausgleichend und ausgeglichen
• mütterlich.

Wissenschaftlich tragfähig sind diese Zuordnungen nicht, aber im Selbstverständnis vieler Frauen noch tief verankert.
Frauen, die in einem so „weiblichen Beruf" wie dem der Altenpflegerin arbeiten, haben oft Hemmungen, entlastende Verhaltensweisen zu zeigen, die als männlich gelten:
• Ärger lautstark Ausdruck geben
• Bedürfnisse durchsetzen
• eigene Interessen vertreten.

Eher als Männer neigen Frauen dazu, Frustration auszuhalten, Ungerechtigkeiten zu erdulden und schlechte Arbeitsbedingungen protestlos zu akzeptieren. So findet die innere Anspannung kein Ventil, aufgestauter Druck wird nicht abgelassen, entstehende Aggressionen richten sich nach innen und können krankmachende Prozesse, auch ein Burnout-Syndrom, auslösen.

2

Fallbeispiel
„Geben ist seliger denn Nehmen", hatte die 49-jährige Marlene schon
als Kind gelernt. Sie war in einem streng christlich ausgerichteten
Elternhaus auf dem Land aufgewachsen. Nach dem Tod der Mutter –
Marlene war gerade 13 geworden – versorgte sie ganz selbstverständlich den Vater und ihre zwei jüngeren Brüder. Nach der Schule
arbeitete sie als Stationshilfe im nahe gelegenen kirchlichen Altenheim,
so wie es der Vater für sie entschieden hatte. Ein „dienender" Beruf,
„etwas Soziales" sei für sie als Mädchen das Richtige, befand er.
Nach einer späteren Altenpflege-Ausbildung arbeitete Marlene als
examinierte Altenpflegerin weiter im selben Haus. Inzwischen war sie
33 Jahre alt, wohnte noch immer im Haus ihres Vaters, um für ihn und
die Brüder den Haushalt zu versorgen. Später kümmerte sie sich auch
noch um ihre vier Nichten und Neffen. Nie kam ihr der Gedanke an
eine eigene Lebensplanung. Begriffe wie Pflichterfüllung, Selbst-
losigkeit und Bescheidenheit rangierten hoch in ihrer Werteskala.
Marlene hatte nie gelernt, aufzubegehren, zu widersprechen und
„Nein" zu sagen.
Sie war nicht sehr beliebt bei den Team-KollegInnen. Man empfand
ihr Wesen als farblos und zu introvertiert. Vorgesetzte hingegen
schätzten ihre Zuverlässigkeit, kritiklose Pflichterfüllung und den
problemlosen Umgang mit ihr. Marlene war „pflegeleicht".
Vor einem Jahr lernte sie den Sohn einer Heimbewohnerin kennen
und verliebte sich zum ersten Mal in ihrem Leben. Nach kurzer Zeit
brach der Mann die Beziehung ab, nachdem er einen Teil ihrer
Ersparnisse für seine angeblich krebskranke Schwester ausgegeben
hatte. Marlene durchschaute den Betrug und erlitt einen schweren
Nervenzusammenbruch. Seitdem ist sie für unbestimmte Zeit in einer
psychiatrischen Einrichtung untergebracht.

■ *Altenpflegerinnen in kirchlichen Häusern*

In Altenheimen unter christlicher Trägerschaft (z. B. Caritas, Diakonie) wird, vor allem in ländlichen Gegenden, häufig noch ein
althergebrachtes Klischee konserviert:
Die ständig lächelnde, stets freundliche, einfühlsame und immer
hilfsbereite Altenpflegerin, die mit adretter Schwesterntracht und

Häubchen auch nach anstrengendem Dienst noch eine Aura von Ordentlichkeit und Reinheit verbreitet. Möglichst sollen diese Märchengeschöpfe auch gerne freiwillig unbezahlte Mehrarbeit leisten, für „Gotteslohn".

In konservativ geleiteten Häusern haben es Altenpflegerinnen besonders schwer, Wünsche, Ziele und Bedürfnisse durchzusetzen. Die Posten der Pflegedienstleitung und Heimleitung sind vielfach von Männern mit autoritärem Führungsstil besetzt, die Konflikte und Probleme bevorzugt in „Vier-Augen-Gesprächen" klären. „Einfache Altenpflegerinnen" fühlen sich in dieser Situation eingeschüchtert, sie trauen sich nicht zu widersprechen.

Beistand durch unabhängige Betriebsräte kann nicht in Anspruch genommen werden, da in kirchlichen Einrichtungen anstelle eines Betriebsrates lediglich eine so genannte MAV (Mitarbeitervertretung) zugelassen ist, deren Rechte und Möglichkeiten stark eingegrenzt sind. Nach dem Kirchengesetz sind die vom Personal gewählten Mitglieder zur Loyalität auch gegenüber dem Dienstgeber verpflichtet und dürfen deshalb Arbeitnehmerinteressen nicht parteiisch vertreten.

In vielen traditionell Hierarchie-betonten Einrichtungen wird auf weibliche Pflegekräfte ein starker moralischer Druck ausgeübt, der sie in ihren beruflichen und persönlichen Entfaltungswünschen und -möglichkeiten beeinträchtigt.

Um verkrustete Strukturen und unzeitgemäße Traditionen aufzuweichen, benötigen Altenpflegerinnen einen langen Atem und solidarisches Denken und Handeln der Mitbetroffenen.

Natürlich sind nicht alle kirchlichen Seniorenheime konservativ und „Brutstätten" für Burnout.

 Tipps nicht nur für Frauen

▶ Aktiv werden und mitgestalten: In einigen Alten-Einrichtungen gibt es so genannte Leitbild-Gruppen und Qualitätszirkel, in

denen Pflegekräfte mitwirken dürfen. Hier besteht die Möglichkeit, eigene progressive Ideen einfließen zu lassen.
▶ Rückhalt in der Gewerkschaft: Mancherorts veranstaltet „verdi"
  (früher: ÖTV) einen so genannten Kirchenkreis. Hier können
  Mitarbeiter kirchlicher Einrichtungen Probleme austauschen
  und Lösungsmöglichkeiten diskutieren.

2

■ *Schwiegervater wird gebrechlich*

Das Hegen, Pflegen, Sorgen, Hüten sei den Frauen in die Wiege gelegt, so sagt man. Genetisch verankert meinen die einen, die wahre
weibliche Bestimmung, befinden die anderen. So ist es nicht ver-
wunderlich, dass in der Regel nach einem weiblichen Familienmit-
glied Ausschau gehalten wird, wenn Krankheit und Pflegebedürftigkeit im Verwandtenkreis auftreten. Krankenhausbesuche, „mal
eben die Wäsche mitwaschen", frisches Obst und Blümchen vor-
beibringen, die anschließende Reha organisieren, das alles obliegt
Frauen. Ist man von Beruf auch noch Altenpflegerin, so gilt kein
Protest mehr gegen die Verpflichtung. Selbst auf den Friedhöfen
sind in der Mehrzahl Frauen anzutreffen, die auch für die letzte
Ruhestätte des verblichenen Angehörigen und die anschließende
Grab*pflege* zuständig sind.

 Vorsicht: Berufstätige und pflegekompetente Frauen laufen
Gefahr, zu Lasteseln der gesamten Familie zu werden, wenn
sie sich selbst mit dieser „tragenden Rolle" identifizieren und
nicht rechtzeitig gegensteuern.

 Tipps für die Praxis
▶ Probleme am Arbeitsplatz: So genannte Gleichstellungsstellen
  oder „Frauenbüros" der Städte bieten konkrete Hilfen an, z. B.
  bei Schwierigkeiten mit Vorgesetzten. Frauenbeauftragte vermitteln direkt zwischen den Konfliktpartnern oder verweisen an
  andere kompetente Ratgeber.

▶ Selbstbehauptung, Selbstbewusstsein: Entsprechende Kurse oder Wochenendseminare bieten die örtlichen Volkshochschulen an.

▶ Sport und Entspannung: Ausgleichssport wirkt **ausgleichend**, auch auf die Seele. Auskunft bzw. Angebote speziell für Frauen, die unter sich sein möchten, gibt es bei Gesundheitsämtern, Krankenkassen und Sportvereinen. Für Interessierte an Meditation, Joga und autogenem Training hält das VHS-Semesterprogramm eine große, kostengünstige Auswahl an Kursen bereit.

▶ Kolleginnen zum Mitmachen motivieren, so können entlastende Kontakte zwischen Gleichgesinnten entstehen.

2.2 Besondere Situation der AltenpflegerInnen

2.2.1 Besondere Pflege-Beziehung

„Bei allen Gebrechen, die alte Menschen haben können und die die Kunst der Krankenpflege erfordern, muss, um der Ganzheitlichkeit näher zu kommen, die gesamte Lebenssituation handlungsleitend für die Pflege sein. Krankenhausaufenthalte haben in der Regel die Perspektive des Vorübergehenden, Heimdasein die des Lebenslänglichen." (U. Braun/R. Halisch, 1989, ☞ Literaturverzeichnis)
Während im Krankenhaus PatientInnen kommen und gehen, ziehen Menschen in ein Pflegeheim, um dort wohnen zu bleiben. In der Regel verbringen sie hier ihren letzten Lebensabschnitt, sie sind **BewohnerInnen**. Von AltenpflegerInnen werden also als wichtiger Bestandteil ihrer Tätigkeit auch betreuerische und sozialpflegerische Qualitäten erwartet. Zwischen den BewohnerInnen und Pflegekräften entwickeln sich bisweilen Bindungen, die über die übliche Pflege-Beziehung hinausgehen. Viel stärker als in Kliniken mit wechselnder Klientel prägen Erfahrungen von Intimität und Nähe die Arbeit des Altenheimpersonals. Denn für die alten Menschen, die entweder keine Angehörigen mehr besitzen oder den Kontakt zu ihnen verloren haben, stellen Pflegekräfte oftmals die einzigen Vertrauens- und Bezugspersonen dar.

Neben organisatorischen, grund- und behandlungspflegerischen Aufgaben stellt der Beruf auch auf der emotionalen Ebene hohe Anforderungen an AltenpflegerInnen.

2

2.2.2 Arbeitsfeld

Der Tätigkeitsbereich Altenheim ist vielfältig und berührt viele Randgebiete rund um die Pflege. Kenntnisse sind gefordert in:
- Haushaltsführung
- Psychologie, Psychiatrie, Neurologie, Soziologie
- Krankheitslehre (psychisch, somatisch, psychosomatisch)
- Medikamentenlehre
- Seelsorge
- Gesprächs- und Beschäftigungstherapie
- Rehabilitation
- Ernährungslehre
- Sozial- und Betreuungsrecht.

An die Persönlichkeit von AltenpflegerInnen, die natürlich körperlich und seelisch belastbar und robust sein müssen, werden weitere Erwartungen geknüpft:
- Professionalität
- soziale Kompetenz
- Sensibilität
- Empathie
- Durchsetzungsfähigkeit.

Ganzheitliche, psychosoziale Pflege, das bedeutet neben Körperpflege und Ernährung:
- dem ängstlichen alten Menschen Orientierung geben im verwirrenden Heimalltag
- Hilfestellung leisten in der veränderten (Heim-) Lebenssituation
- dem Pflegebedürftigen begleitend zur Behandlungspflege Trost und Verständnis bei seinen schmerzhaften chronischen Krank-

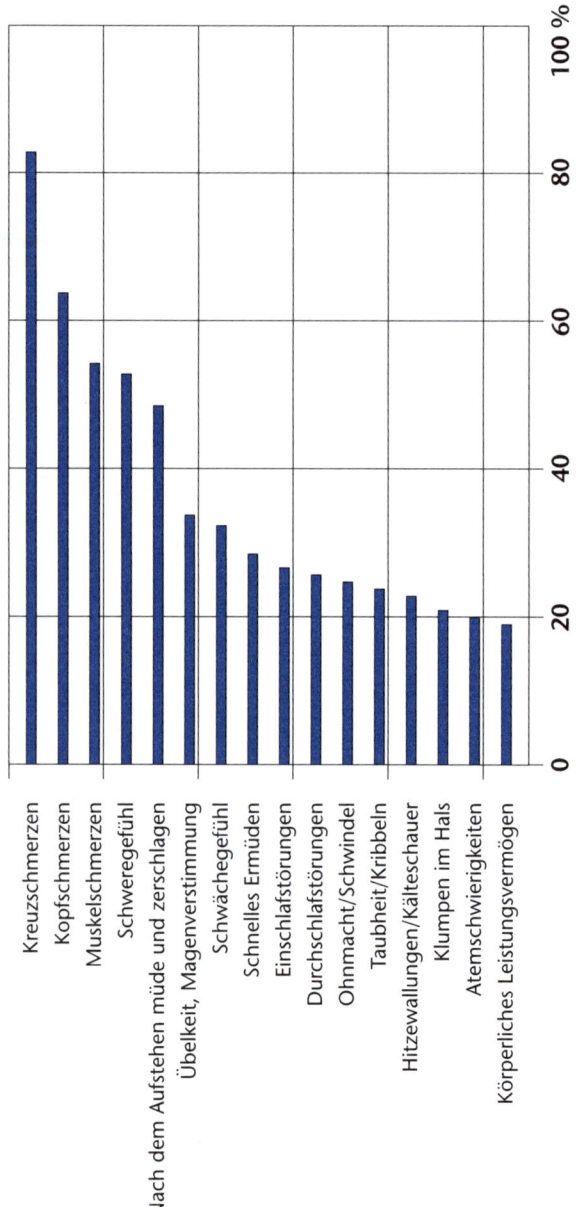

Abb. 1: Körperliche Beschwerden bei AltenpflegerInnen (aus: Zeitschrift Altenpflegeforum, ☞ Literaturverzeichnis)

heiten und dadurch bedingten Stimmungsschwankungen entge-
genzubringen
- BewohnerInnen unterstützen, Verschlechterungen ihres Gesund-
  heitszustands annehmen zu können
- intellektuelle, emotionale und spirituelle Bedürfnisse (Religio-
  sität) erkennen und befriedigen.

Ebenso zur **ganzheitlichen Pflege** gehört der Umgang mit An-
gehörigen, denn es ist wichtig, sie in den Pflegeprozess mit einzu-
beziehen. Von AltenpflegerInnen gefordert werden
- Einfühlungsvermögen
- Kompromissfähigkeit
- Motivationsarbeit
- Diplomatie.

▪ Körperliche Anforderungen

Über 80 % der Pflegekräfte klagen über gelegentliche, häufige oder
ständige Rückenschmerzen. Fast die Hälfte von ihnen leidet unter
Muskel- und Gelenkbeschwerden.
Die Ursachen: Hohe Beanspruchung – auch Überanstrengung –
des Bewegungsapparats bei Tätigkeiten in der Grund- und Funk-
tionspflege.
Dazu gehören:
- Transfers, z. B. vom Bett in den Rollstuhl und zurück oder auf die
  Toilette bzw. den Toilettenstuhl und zurück
- Lagern, Betten und Umlagern korpulenter BewohnerInnen
- Grundpflege im Bett bei stark bewegungseingeschränkten und/
  oder adipösen BewohnerInnen, Bett beziehen
- Inkontinenzversorgung bei Bettlägerigen, die nicht mithelfen
  können
- lange Gänge, lange Wege zwischen den Zimmern (häufig im
  Laufschritt)
- Stützen, Aufhelfen von gestürzten BewohnerInnen.

In der Ausbildung werden zwar Techniken des rückenschonenden
Arbeitens und der Gebrauch von Hebe-Hilfen (Lifter) vermittelt,

aber das Gelernte kann in der Stationshektik und bei schnellem Handlungsbedarf selten angewendet werden. Hebe-Geräte sind bisweilen defekt, nicht auffindbar oder ihr Einsatz wird von den BewohnerInnen ängstlich abgelehnt.

KollegInnen zum zu-zweit-Arbeiten mag man nicht stören, oder sie sind gerade nicht erreichbar, auch möchten manche sich und anderen die fehlende Körperkraft nicht eingestehen.

Auch seelisch bedingt können Beschwerden sein, durch die Muskelverspannungen entstehen. Häufig klagen Pflegekräfte über Schmerzen im Nackenbereich.

Nicht aus falscher Scham (körperliche) Schwächen verbergen und sich bis zur Erschöpfung verausgaben, sondern

- rückenschonend arbeiten (Infos von der Krankenkasse)
- konsequent Lifter und andere Hilfsmittel einsetzen, deren ausreichende Bereitstellung und Instandhaltung einfordern
- KollegInnen um Mithilfe bitten
- „Rückenschule" besuchen (Krankenkasse)
- an Gymnastik- und Entspannungskursen teilnehmen.

■ Belastungen am Arbeitsplatz aus der Sicht der Pflegekräfte

Im Rahmen einer Baden-Württembergischen Studie (Altenpflegeforum, 1997, ☞ Literaturverzeichnis) in 15 Pflegeheimen wurden ca. 600 AltenpflegerInnen unter anderem nach den Hauptproblemen in ihrer beruflichen Arbeit befragt. Es zeigte sich, dass Belastungen wie „mangelnde gesellschaftliche Anerkennung", „hoher Zeitdruck" und „für (zu) viele BewohnerInnen zuständig" besonders hoch eingestuft werden (☞ Abb. 2). In der Bewertung von niedrig bis hoch rangieren auch die Schwierigkeiten im Umgang mit psychisch veränderten und kranken BewohnerInnen sehr weit oben.

2

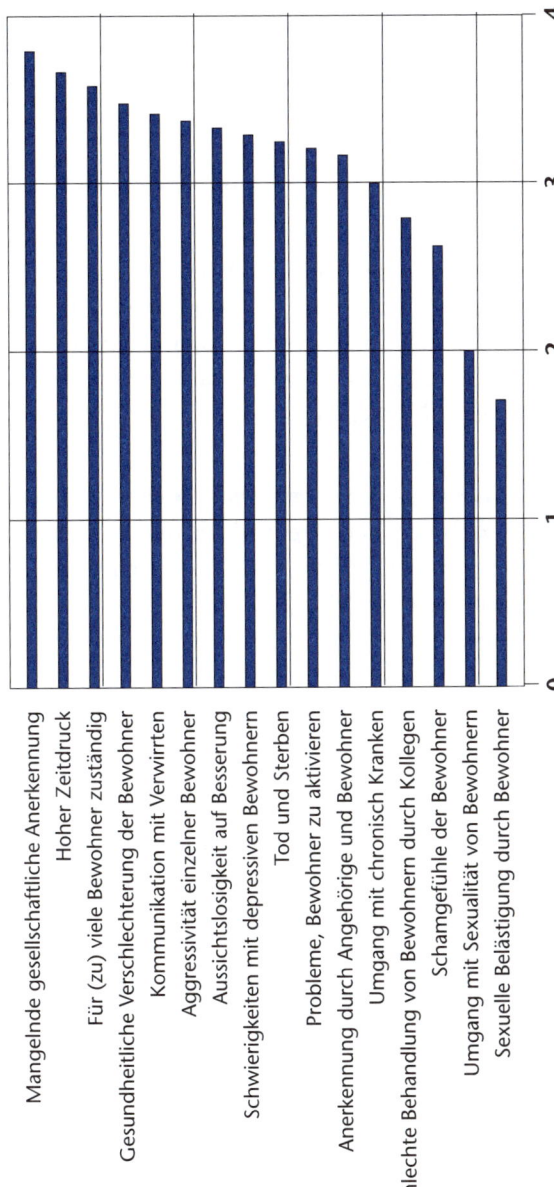

Abb. 2: Arbeitsbelastungen in der Altenpflege (aus: Zeitschrift Altenpflege-forum, ☞ Literaturverzeichnis)

Stressfaktoren wie niedriger sozialer Status, problematische Pflegebeziehungen und nicht zuletzt die zu knappe Personalbemessung sind kennzeichnend für die Altenpflege aus der Perspektive dieser Berufsgruppe.

Das Aufgabengebiet in der stationären Altenpflege ist nahezu unüberschaubar geworden. Wesentlich zuständig zu sein für eine gute Lebensqualität der HeimbewohnerInnen, und das gilt überall und für alle Pflegekräfte, bedeutet große Verantwortung und beansprucht den ganzen Menschen.

 AltenpflegerInnen sind eigentlich schon vor Antritt ihres Berufsweges von den enormen Erwartungen an ihre „Omnipotenz" hoffnungslos überfordert.

2.2.3 Gesellschaftlicher Status

Das soziale Ansehen von AltenpflegerInnen ist bis heute der finanziellen Gleichstellung mit Krankenpflegern und -schwestern nicht gefolgt. Viele in der Altenpflege Beschäftigte empfinden sich im Vergleich mit KollegInnen, die in der Krankenpflege arbeiten, als „zweite Wahl". Die Bezeichnung „Urinkellner" für Altenpfleger und Zivildienstleistende in Seniorenheimen ist zwar scherzhaft gemeint, gibt aber der Diskriminierungs-Vermutung Recht.

Fallbeispiel
Die 22-jährige Vanessa hat nach dem Realschulabschluss eine Ausbildung als Altenpflegerin absolviert. Sie berichtet von einem Klassentreffen: „Als ich den anderen meinen Beruf sagte, kamen mitleidige Blicke. Die meisten meinten, da hätte ich doch nur mit ‚oben rein und unten wieder raus' zu tun, ‚Beruhigungspillen rein und fertig'. Warum

ich nicht lieber Krankenschwester geworden bin, fragten sie, mit ein bisschen Glück könnten die sich doch früher oder später einen Arzt angeln."

Vorurteile gegen den Altenpflegeberuf sind noch lange nicht aus-gerottet. Viele Pflegekräfte leiden unter ihrem schlechten Image. So kommt es, dass Altenpflegerinnen sich gerne mit „Schwester" an-sprechen lassen, sich dadurch aufgewertet fühlen. Die moderne und partnerschaftliche Form der Anrede – Vorname + Sie – hat sich noch nicht durchsetzen können.

 Das gesellschaftliche Ansehen des Berufs hat neben anderen Faktoren großen Einfluss darauf, wie wichtig und geschätzt man sich selbst fühlt. Wer sich seines Werts und seiner Kom-petenz bewusst ist, brennt nicht so leicht aus.

■ Das Berufsbild ist nicht einheitlich

Die Definition des Berufsbildes „Altenpflege" ist in der Bundesre-publik nicht einheitlich, die Gewichtung der Pflegetätigkeiten ist in den Bundesländern unterschiedlich. Sogar einzelne Einrichtungen differieren in ihren „Leitbildern" und Orientierungen.

Tipps für die Praxis

▶ Das Berufsbild in der Öffentlichkeit differenziert darzustellen und, wenn nötig, geradezurücken, ist nicht zuletzt auch Aufgabe der AltenpflegerInnen selbst.

▶ Auf einen Beruf, der sich der geradezu tabuisierten „Randgruppe" verwirrter, alter Menschen annimmt, kann man/frau zu Recht stolz sein!

▶ Rückenstärkung erfahren AltenpflegerInnen, wenn sie sich einem ihrer Berufsverbände anschließen und/oder sich gewerkschaft-lich organisieren.

2.2.4 Konfrontation mit Siechtum, Sterben und Tod

2

Frau Kübler-Ross, vielen bekannt als „Sterbe-Expertin", ist der Überzeugung: „Niemand hilft einem besser, die eigenen Ängste zu überwinden, als der sterbende Patient." (Elisabeth Kübler-Ross, 1984, ☞ Literaturverzeichnis)

Dies funktioniert in der Praxis nicht immer so einfach und zuverlässig. An kaum einem anderen Arbeitsplatz, Intensivstation und Hospiz einmal ausgenommen, sind Leiden und Tod so gegenwärtig und „an der Tagesordnung" wie im Altenheim.

Trotzdem oder vielleicht gerade deshalb stellt dieser letzte, oft von Schmerzen begleitete, Lebensabschnitt für viele Pflegekräfte eine starke seelische Belastung dar. Viele BerufsanfängerInnen, aber auch „gestandene" KollegInnen, fühlen sich durch die Begegnung mit dem Tabuthema Sterben emotional überfordert.

Dem Tod voraus geht oft ein langes, manchmal über Jahre dauerndes, **Siechtum**. Viele Pflegekräfte erleben es täglich bis zum Ende mit. Das Erfolgserlebnis **Heilung** als Lohn ihrer pflegerischen Bemühungen bleibt immer aus.

Das Gefühl der Frustration stellt sich stets wieder aufs Neue ein und begünstigt die Entstehung von Burnout.

Angesichts chronisch und unheilbar kranker Menschen sind AltenpflegerInnen konfrontiert mit

- Gebrechlichkeit
- Verfall
- Bettlägerigkeit
- chronischen Schmerzen
- Nachlassen der körperlichen und geistigen Fähigkeiten
- Hoffnungslosigkeit.

Beim Anblick der hilflosen, sich quälenden alten Menschen kommen angstbesetzte Gedanken auf. Es stellt sich die bange Frage, wie es einem selbst einmal ergehen wird. Ein Gefühl von Sinnlosigkeit, auch der eigenen Existenz, entsteht. Zugleich wird die Begrenztheit der eigenen (pflegerischen) Möglichkeiten erfahren.

Die immer wiederkehrende Empfindung von Hilflosigkeit kann sich auf Dauer zermürbend und demotivierend auf AltenpflegerInnen auswirken.

2

Eine weitere große seelische Kraftanstrengung ist das Zusehen müssen beim **Sterben**. Viele jüngere Pflegekräfte haben diese letzte Lebensphase bei Familienangehörigen noch nicht erlebt. Sie besonders, aber auch erfahrene KollegInnen, haben Probleme, mit ihren Emotionen umzugehen. Alle, die vom Sterbeprozess berührt sind, spüren die starke nervliche Anspannung, die das Warten auf den Tod des Angehörigen bzw. des Bewohners mit sich bringt.

Bei AltenpflegerInnen stehen im Vordergrund Gefühle wie

• Erschrecken über das Bewusstwerden der eigenen Sterblichkeit
• Gewissensnot, wenn aus Zeitmangel keine befriedigende Sterbebegleitung möglich ist
• Trauer, wenn es sich um lieb gewonnene BewohnerInnen handelt
• Enttäuschung, weil der Kampf gegen die Krankheit verloren ist
• Erleichterung, wenn der Betroffene nach schwerem Leiden erlöst wird.

Den Tod umgibt ein Nimbus aus Geheimnis und Bedrohung. Die Konfrontation mit einem gerade Verstorbenen löst bei Pflegekräften widersprüchliche Empfindungen aus, je nach persönlicher Einstellung zwischen Annahme des Todes und Abwehr oder Angst.

In der Hektik auf den Stationen der Pflegeheime sterben Menschen oft unbemerkt und ohne Individualität. Ihr Ableben ist ein Todes-„Fall", der Aufruhr in den Pflegealltag bringt: Arzt und Angehörige müssen verständigt werden, Formalitäten sind zu erledigen. Die Würdelosigkeit, mit der die Verstorbenen möglichst schnell zu „entsorgen" sind, belastet das ethische Empfinden von Pflegekräften. Auch die Totenversorgung geschieht meist unter Zeitdruck. Professionelles, eiliges Hantieren verhindert das Aufkommen von Trauer und Respekt. Eine Auseinandersetzung mit dem Geschehenen kann nicht stattfinden.

2

■ *Bewältigungsversuch*

Fallbeispiel
Hausarztbesuch bei der 87-jährigen Frau Kuhl, die seit einigen Tagen bettlägerig ist und keine Nahrung mehr annimmt. Nach Auskunft des Arztes „geht es wohl zu Ende". Altenpflegerin Agnes informiert ihren Kollegen, mit dem sie gemeinsam Spätdienst hat und fügt spontan hinzu: „Ich gönne ihr ja, dass sie sanft einschläft. Aber bitte nicht in unserer Schicht!"

Fast jeder in der Altenpflege Tätige hat in einer solchen Situation schon Ähnliches gesagt oder zumindest gedacht. Der Ausspruch (oder Gedanke): „Bloß nicht bei mir!" ist nur scheinbar kaltherzig und geschmacklos. Vermieden werden soll die Konfrontation mit einem Ereignis, das berührend und aufwühlend ist. Der normale Stationsalltag mit permanentem Zeitmangel verbietet das Zulassen und Verarbeiten von starken Emotionen.

  Distanz und Unpersönlichkeit im Umgang mit Sterbenden und Verstorbenen entstehen nicht nur aus Zeitmangel, sondern stellen auch einen legitimen Selbstschutz dar.

Wenn ein Sterbefall eintritt, empfinden AltenpflegerInnen oft Gewissensbisse: In der Hetze des Pflegealltags hatte der Verstorbene vielleicht nicht das bekommen, was er dringend benötigt hätte, nämlich liebevolle Zuwendung und optimale Pflege. Nur einen flüchtigen Händedruck hatte die wenige Zeit manchmal zugelassen.

Gefühle wie Abscheu und Ekel angesichts eines Toten erleben Pflegekräfte in der Regel als unpassend und befremdend und wollen sie bei sich nicht zulassen. Jedem, der die aufreibende Arbeit in Altenpflegeheimen aus eigener Erfahrung kennt, sind solche unangenehmen Empfindungen, auch bei der Dekubitus- und Inkontinenzversorgung und überhaupt Unappetitlichem, vertraut.

2

Sich von Ekel erregenden Anblicken und Gerüchen abgestoßen zu fühlen, ist eine normale menschliche Reaktion.
Natürlich bedeutet der Tod eines sehr „pflegeintensiven" Menschen auch Arbeitserleichterung und seelische Entlastung. Dies als positiv zu erleben, ist weder verwerflich noch pietätlos.

 Die Vorstellung vom sanften und friedlichen Entschlafen entspricht nicht immer der Realität. Einem qualvollen Todeskampf beizuwohnen kann ein traumatisches Erlebnis sein. Sensible AltenpflegerInnen werden oft von unästhetischen Schreckensbildern in ihren Träumen verfolgt.

Fallbeispiel
Die 26-jährige Praktikantin Melanie erzählt in der Dienstübergabe, dass Herr Schubert, der lange im Wachkoma gelegen hatte, am Vortag während des Spätdienstes verstorben ist. „Mein erstes Gefühl war, Gott sei Dank, er hat es endlich hinter sich – und wir auch! Der Geruch von seinen Druckgeschwüren war immer so schrecklich in diesem Zimmer. Ich hatte gar kein richtiges Mitleid, muss ich gestehen. Aber schlimm finde ich, dass heute schon wieder ein Neuer da ist, wo doch das Bett noch gar nicht richtig kalt war."

Ökonomische Erwägungen, z. B. die schnelle Wiederbelegung frei gewordener Betten und das Einsparen von Personal, erschweren es
• Respekt vor dem zu Ende gehenden Leben zu empfinden
• in Ruhe Abschied zu nehmen
• das Andenken an den Verstorbenen zu bewahren.

Aus denselben Gründen ergeben sich Defizite bei der Betreuung von Angehörigen, die bei der Sterbebegleitung die wichtigste Funktion überhaupt erfüllen. Auch sie benötigen Unterstützung und Zuspruch und sollten in der für sie belastenden Situation nicht alleingelassen werden. Eine Tasse Kaffee und ein kurzes ermunterndes Zunicken, mehr gibt der enge Zeitrahmen oft nicht her.

2

◼ Suizid

Ein besonders tragischer Sonderfall ist der Freitod eines Heimbe-
wohners. Solch ein Ereignis trifft ein Pflegeteam meist völlig un-
vorbereitet. Es löst Entsetzen, manchmal auch Empörung und vor
allem tiefe Betroffenheit bei den Pflegekräften aus.

In der Reflexion taucht die Frage nach der eigenen Schuld, der Mit-
verantwortlichkeit, auf. Mit großer Bestürzung muss man vielleicht
feststellen, dass im Vorfeld Anzeichen einer Suizid-Absicht oder
Symptome einer Depression den Teammitgliedern nicht aufgefal-
len sind oder, noch schlimmer, falsch interpretiert oder ignoriert
wurden. Ist fahrlässig gehandelt worden? Hätte man in eigener
Verantwortung oder als professionell arbeitendes Team den Suizid
verhindern können?

Diese Fragen sind gemeinsam und möglichst mit Hilfe eines Supervisors zu klären, das Geschehene muss aufgearbeitet werden.
Mögliches Verschulden oder Ursachen herauszufinden ist sinnvoll
für zukünftige prophylaktische Maßnahmen. Gleichrangig aber
soll sein, die freie Entscheidung eines Menschen, sein Leben selbst
zu beenden, zu akzeptieren und zu respektieren.

Eins der zentralen Probleme vieler Pflegekräfte, ihre Arbeit als
unzulänglich und unvollkommen und sich selbst als inkompetent
anzusehen, offenbart sich schmerzlich und nachhaltig in Sterbe-
Situationen. Hier sind sie besonders angreifbar, entwickeln Schuldgefühle und, bei fehlenden Gegenstrategien, ein Burnout.

Tipps für die Praxis

▶ Sich vor der Versorgung Sterbender nicht „drücken" und dies
  KollegInnen überlassen, sondern sich selbst und seine Angst
  überwinden, Kontakt herstellen zu dem aus dem Leben Schei-
  denden, ihn berühren und ansprechen
▶ Angehörige mit einbeziehen
▶ Trauer zulassen und an der Beisetzung des Verstorbenen teilnehmen, wenn ein Sympathieverhältnis zu ihm bestanden hat
▶ Die eigene Betroffenheit zum Ausdruck bringen und mit anderen teilen, zum Beispiel den Angehörigen einen Brief schrei-
  ben

▶ Tod und Sterben thematisieren im Familien-, Freundes- und Kollegenkreis und/oder mit dem Seelsorger darüber sprechen

▶ Zur Reflexion und Information über das Phänomen Sterben Literatur besorgen (geeignet: „Interviews mit Sterbenden" von E. Kübler-Ross, ☞ auch Literaturverzeichnis)

▶ Vorbeugend eine Regelung für sich selber treffen: Vorsorgetestament oder Patientenverfügung beim Notar hinterlegen

▶ Diffuse Ängste aufarbeiten in so genannten Sterbeseminaren, die z. B. die „Hospiz-Bewegung" anbietet

▶ Vermeintlich „unpassende" Empfindungen wie Widerwille und Ekel als normal akzeptieren.

3

Ursachen

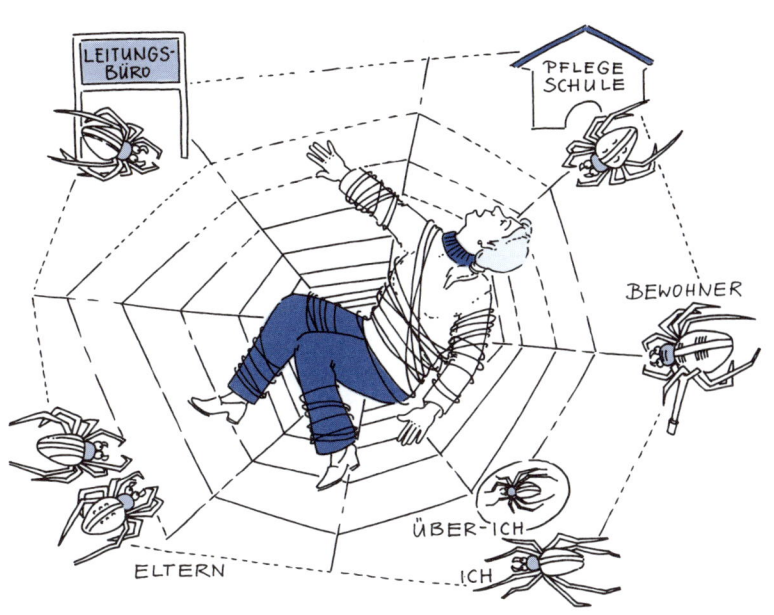

So vielfältig wie das Erscheinungsbild von Burnout sind auch dessen Entstehungsgründe. Autoren, die sich mit diesem Thema befasst haben, kamen zu teilweise unterschiedlichen Resultaten bei der Suche nach den Hauptursachen. Vor allem werden, je nach persönlicher Betrachtungsweise, Schwerpunkte und Bewertungen unterschiedlich betont. Gemeinsam ist den meisten Autoren, dass ein Zusammentreffen verschiedener Faktoren aus mehreren **Aspektfeldern** für die Entstehung von Burnout verantwortlich gemacht werden muss. Diese Bereiche sind:

- die eigene Persönlichkeit (persönliche Disposition)
- der Arbeitsplatz (Arbeitsunzufriedenheit)
- das soziale Umfeld (hohe Erwartungen).

Unabhängig von dieser Hauptursachengruppe sind die Faktoren „Stress" und „Frustration" bei der Burnout-Entstehung immer mitbeteiligt. Auch plötzlich eintretende Ereignisse, die die Lebenssituation negativ beeinflussen, können eine auslösende Rolle spielen.

Für jeden einzelnen, der von Burnout betroffen ist, gibt es eine eigene, individuelle Ursachen-Konstellation.

3.1 Eigene Persönlichkeit

Was versteht man unter der „Persönlichkeit" eines Menschen? Stark vereinfacht könnte die Definition lauten: In der Persönlichkeit offenbaren sich die Verhaltensweisen und Charaktereigenschaften, die sich beim Menschen, bedingt durch Anlage (Gene) und Umwelt (Sozialisation), individuell entwickeln.
Zu den burnoutfördernden Wesensmerkmalen gehören ausgerechnet diejenigen emotionalen Qualitäten, die Menschen zur Ausübung eines Pflegeberufs eigentlich als Voraussetzung benötigen, nämlich ein hohes Maß an Einfühlungsvermögen, Mitleidsfähigkeit und Mitgefühl. Mit diesem Widerspruch müssen sich Pflegekräfte wohl arrangieren.

Empathisches Talent befähigt AltenpflegerInnen einerseits, ihre Pflegeaufgaben gut zu erfüllen, andererseits macht es sie aber gleichzeitig schutzlos gegen starke emotionale Beanspruchung.

3.1.1 Erziehung

Gerne, aber oft zu Unrecht, werden frühkindliche Erlebnisse in der Familie und negative Erziehungseinflüsse für beinahe alle Schwierigkeiten, die man in seinem späteren (Berufs-) Leben hat, verantwortlich gemacht. In der Tat gibt es in der Psychologie Erkenntnisse, dass zwischen **Burnout-Anfälligkeit** und einem bestimmten Erziehungsstil sowie Familienleben Zusammenhänge bestehen. In der Kindheit von „Ausbrennern" finden sich häufig diese elterlichen Verhaltensweisen:

- Mangel an emotionaler Zuwendung
- Verweigerung von Lob und Anerkennung
- Fehlen von Akzeptanz der kindlichen Persönlichkeit
- Erziehung zum Gehorsam
- Unterdrückung von Widerspruch und Kritik.

Wenn Kinder in einer solchen Atmosphäre geistiger Enge, unangemessener Anforderung und emotionaler Frostigkeit aufwachsen, so ist die Entwicklung eines gesunden, stabilen **Selbstwertgefühls** gefährdet oder unmöglich. Dieses aber ist erforderlich, um z. B. späteren Frustrations- und Enttäuschungserlebnissen seelisch unbeschadet standhalten zu können.

Eine große Bedeutung kommt sicherlich auch dem Mangel an Zuwendung und Anerkennung zu. Ein Kind, das sich liebevolle Aufmerksamkeit wünscht, wird alles in seinen Kräften Stehende versuchen, um den Eltern zu gefallen, ihre hohen Ansprüche zufrieden zu stellen. Häufige Zurückweisungen führen zu größeren Anstrengungen. Diese frustrierende Spirale setzt sich bei Menschen mit solchen Kindheitserfahrungen bis ins Berufsleben fort. Sie überfordern sich in der Überzeugung, den Anforderungen nicht gewachsen zu sein.

3

Bei unzureichenden seelischen Ressourcen, und wenn die Kraft-reserven nicht aufgefüllt werden können, ist ein Burnout-Prozess zu befürchten.

Fallbeispiel

Katharina, 30 Jahre, hatte eine entbehrungsreiche Kindheit in einer Kleinstadt nahe der polnischen Grenze. Sie erzählt ihrem Psycho-therapeuten: „Als ich sechs Jahre alt war, kam mein kleiner Bruder zur Welt. Von da an war ich Luft für meine Eltern. Sie mochten mich schon vorher nicht, glaube ich. Mein Bruder durfte alles, bekam alles. Er war das Sonnenscheinchen, der Intelligenteste und der Schönste. Dauernd wurde er mir als Vorbild vor die Nase gehalten. Ich musste immer kuschen, durfte nie irgendetwas kritisieren, weder ihn, noch die Eltern. In der Schule war ich in ihren Augen auch nie gut genug, obwohl ich eigentlich immer ein passables Zeugnis hatte. Dass ich gut zeichnen konnte, hat auch nie einer bemerkt, außer meinem Opa. Ich habe die Krankenpflege gelernt, damit ich schnell ins Schwestern-wohnheim ziehen konnte. Nur weg von zu Hause! Jetzt sitze ich da mit diesem schweren Beruf, laufe mir im Altenheim die Hacken ab, damit endlich mal einer zu mir sagt: ‚Kati, du bist die Beste! So wie du opfert sich keiner auf. Du solltest aber auch mal an dich denken.‘ Natürlich ist das Illusion, die sagen ja noch nicht mal danke, wenn man sie sauber macht. Am liebsten würde ich alles hinschmeißen."

 Tipps für die Praxis

Es ist kaum möglich, alle in der Kindheit erlebten psychischen Ver-letzungen aufzuarbeiten und damit Auswirkungen auf das Er-wachsenenleben zu vermeiden. Es kann aber entlastend sein, mit Vertrauenspersonen, vielleicht sogar den eigenen Eltern, darüber zu sprechen.

3.1.2 Helfer-Syndrom

■ *Die Sucht, gebraucht zu werden*

Eine interessante, zum Nachdenken geeignete Perspektive eröffnet der Psychoanalytiker und Therapeut W. Schmidbauer, der den Begriff **„Helfer-Syndrom"** Anfang der 80er Jahre geprägt hat. Der eine oder andere erkennt vielleicht eigene Wesenszüge in Schmidbauers Beschreibung wieder, obwohl dies sicherlich einige Überwindung kostet. Extrem engagierte professionelle Helfer werden mit Süchtigen verglichen, deren Droge es sei, von anderen gebraucht zu werden. In helfenden Berufen sei diese Sucht legal zu befriedigen. Auf die Altenpflege übertragen, bedeutet das: Je größer die Hilflosigkeit der BewohnerInnen, umso besser kann die Sucht nach Unentbehrlichkeit befriedigt werden. „Die hohen Dosen, die sich der Helfer … verschaffen kann, führen zu einer Abstumpfung, die in der amerikanischen Sozialforschung als **Ausbrennen** (Burnout) anschaulich beschrieben wird" (W. Schmidbauer, 1983, ☞ Literaturverzeichnis). Eine Erziehung, in der Kinder und Heranwachsende nur Lob und Anerkennung erhielten, wenn sie „etwas leisteten", vermutet Schmidbauer als Ursache für das Helfer-Syndrom.

 Der Denkansatz Schmidbauers ist eine von vielen Theorien zur Burnout-Entstehung und sollte nicht als wissenschaftliches Dogma verstanden werden.

Im allgemeinen und speziell „pflegerischen" Sprachgebrauch hat sich eine andere, vereinfachte Interpretation des Begriffs durchgesetzt. „Die/der hat ja ein Helfer-Syndrom!" drückt wohlwollende Kritik aus, wenn man der Ansicht ist, jemand tue mit seiner Hilfsbereitschaft zu viel des Guten.
Eine weitere Abwandlung des Schmidbauer-Begriffs ist „Pflege-Syndrom", eine Wortschöpfung, zu der AltenpflegerInnen ganz konkrete Vorstellungen haben. Gemeint sind KollegInnen – selten man selbst –, die „alles kurz und klein pflegen", die vom Stations-

Alpenveilchen bis zu den geplagten Angehörigen der Bewohner-
Innen und nach Dienstschluss Freunde und Familie hegen, pflegen
und bemuttern.

 Tipps für die Praxis
Wenn man ein Helfer- oder Pflege-Syndrom von KollegInnen be-
scheinigt bekommt, ist das möglicherweise ein ernstzunehmender
Hinweis darauf, dass die Gefahr der Überforderung und Überlastung tatsächlich besteht.

■ Altruismus

In der Philosophie, Religion und Psychologie wird für eine bestimmte, „gebende Wesensart" der Begriff Altruismus verwendet,
der in zwei unterschiedlichen Bedeutungen (ähnlich wie das Helfer-
Syndrom) benutzt wird.
Erste Definition aus dem Universallexikon: Altruismus (zu lat. alter
„der andere"), die dem eigenen Egoismus entgegengesetzte Haltung, aus eigenem Antrieb die Interessen anderer wie eigene Interessen zu verfolgen (Meyers Taschenlexikon, 2001, ☞ Literaturverzeichnis).
Zweite Definition aus dem Psychologielehrbuch: Altruismus beinhaltet, dass man das Wohlergehen, die Interessen und das Überleben anderer *über* das Eigenwohl, das Selbstinteresse und das eigene
Überleben stellt (Zimbardo, 1995, ☞ Literaturverzeichnis).
Praktisch bedeutet Altruismus, dass man sich so verhält, dass
Sicherheit, Interessen oder Leben anderer begünstigt werden, möglicherweise zu Lasten der eigenen Person.
In der zweiten Definition kommt zum Ausdruck, dass altruistisches
Verhalten auch bedeuten kann, sich aufzuopfern bis zur **Selbstaufgabe**, aus welchen Gründen auch immer.
Dieser Personenkreis ist burnoutgefährdet, denn der Altruismus
erstreckt sich bei solchen Helfern sowohl auf den Pflegeberuf als
auch auf ihr soziales Umfeld.
Die völlige Überwindung des eigenen Egoismus ist ein schier uner-
reichbares Ideal. Überdurchschnittlich religiös motivierten Menschen gelingt dies vielleicht. Für den „normalsterblichen" Alten-

pfleger aber sind gesunder Egoismus und Akzeptanz eigener Bedürfnisse unverzichtbar für die (seelische) Gesundheit.

 Sich aufopfernde AltenpflegerInnen „vergessen" oft, ihre Ressourcen zu schonen.

In der ersten Definition heißt es unter anderem: „... aus eigenem Antrieb ...", was gleichbedeutend ist mit „freiwillig". So gesehen rückt die Altruismus-Interpretation in die Nähe des christlichen Nächstenliebe-Gebots („Liebe deinen Nächsten wie dich selbst") und beinhaltet keinesfalls Selbstaufgabe.

 Wenn aus persönlicher (religiöser) Überzeugung ethisch-moralische Wertmaßstäbe pflegerischem Handeln zugrunde gelegt werden, ist das Risiko der Enttäuschung gewöhnlich mit einkalkuliert und nicht burnoutfördernd.

Fallbeispiel
Günter ist 45 und seit acht Jahren Pflegedienstleiter. Seine tägliche Arbeitszeit im Altenpflegeheim umfasst mindestens zehn Stunden, manchmal auch mehr.
Die Dienstzimmertür steht immer offen, Günter ist für jeden zu sprechen.
Pflegepersonal, BewohnerInnen, deren Angehörige, Hauswirtschafterinnen, Reinigungskräfte, Geschäftsführung, für alle hat er ein offenes Ohr. Oft sind nach der Schule seine kleinen Töchter zu Besuch, und ununterbrochen klingeln Büro-Telefon und Stationspieper. Im Dienstzimmer herrscht Chaos, aber Günter findet, was er sucht und hält immer frischen Kaffee bereit. Seine Freunde wundern sich: „Die fressen dich doch auf, Günter! Den Stress würde ich nicht einen einzigen Tag aushalten." Günter pflegt dann verständnislos zu lächeln und versichert glaubhaft, der Trubel sei sein Lebenselixier, außerdem hätten alle diese Menschen ein Recht auf sein Zuhören und seine

Hilfe. Seine „Berufung" sei eben auch sein Beruf. „Mutter Theresa für alle" wird er von KollegInnen genannt und hört das nicht gerne, „schließlich kenne ich ja meine Belastungsgrenze und kann mit meinen Kräften haushalten."

Persönlichkeiten wie Günter begegnet man nicht oft im Altenpflegeberuf, aber so bewundernswert gebefreudige und -fähige Menschen gibt es. Sie sind gefestigt und robust genug, das Wohlergehen anderer in den Vordergrund zu stellen, ohne selbst Schaden zu nehmen. Sie müssen ihr Wesen und ihre Lebensweise nicht verändern, denn vermutlich droht ihnen keine Gefahr, auszubrennen.

3.2 Berufswahl

Nicht für alle in der Altenpflege Beschäftigten ist das, was sie tun, schon immer der Traumberuf gewesen: Die Bezahlung ist mäßig, die Karrieremöglichkeiten beschränkt und die Dienstzeiten familienunfreundlich.

Berufliche Beratungsstellen versuchen vielen Berufsfremden ohne pflegerische Vorkenntnisse und Informationen über das, was sie am Arbeitsplatz erwartet, in Zeiten des Pflegekräftemangels die Altenpflege-Umschulung schmackhaft zu machen. Die Arbeitslosigkeit zu beenden bzw. eine zweite Berufschance zu erhalten, ist schon allein ein Ansporn, etwas Neues zu wagen. Auch Frauen, deren Kinder erwachsen geworden sind, fühlen sich nicht mehr ausgelastet, aber noch aktiv und leistungsfähig. Sie begrüßen die Gelegenheit, noch einmal am Berufsleben teilnehmen zu können und auch wirtschaftlich selbstständig zu sein. Die zumeist älteren SpäteinsteigerInnen (sie stellen fast zwei Drittel aller AltenpflegeschülerInnen) entdecken ihr Interesse an der Altenpflege oft erst in der Ausbildung. Aber auch Jüngere möchten den Beruf ergreifen, oft ohne Umweg, gleich nach dem Schulabschluss. Die Motive, Altenpflegerin zu werden, sind:

- mit vielen Menschen in Kontakt sein
- in einem Team arbeiten
- eine wichtige soziale Aufgabe erfüllen

- gebraucht und geschätzt werden
- die pflegerische Begabung und Hilfsbereitschaft beruflich umsetzen
- Mitleid mit der Situation alter Menschen in Heimen, Missstände beseitigen.

Unterstellt werden kann Menschen mit diesen Beweggründen ein ausgeprägtes **soziales Engagement**. Sie sind bereit, ihr Können in einem nicht besonders attraktiven Beruf einzusetzen und eine immerhin dreijährige Berufsausbildung in Kauf zu nehmen.

 Einige, die bei ihrem Entschluss, Altenpflegerin zu werden, noch keinerlei Einblicke in den Pflegeheim-Alltag hatten, mögen anfangs noch sehr realitätsferne Idealvorstellungen von ihrem zukünftigen Beruf haben. Das allein aber gibt noch keinen Anlass, Burnout zu befürchten.

3.2.1 Ausbildung

■ *Unklares Berufsprofil*

Bis vor kurzem war die Altenpflegeausbildung noch nicht bundeseinheitlich geregelt. Das „Gesetz über die Berufe in der Altenpflege" lag zwar lange in der Schublade, aber über Ausbildungsinhalt und Finanzierung gab es noch Uneinigkeit zwischen den einzelnen Bundesländern und unter den Experten. Die Diskussion der Sachverständigen (praxiserfahrene AltenpflegerInnen gehören nicht dazu) war nicht gerade geeignet, künftige Pflegekräfte davon zu überzeugen, dass sie in einer qualitätsorientierten Ausbildung **Kompetenz** erwerben und einen bundes- und europaweit anerkannten Beruf erlernen. Der Streit war imageschädigend für die Profession und wirkt sich weiterhin nachteilig auf die Selbsteinschätzung der Berufsgruppe aus.
Zum Ausbildungsbeginn im Sommer 2003 tritt nun endlich das neue Gesetz in Kraft und regelt länderübergreifend Lehrinhalte

sowie Examensbedingungen. Es bleibt zu hoffen, dass es künftigen Schülergenerationen zu mehr Klarheit und Orientierung verhilft.

 Der Altenpflegeberuf wird erst allmählich ein eindeutiges Profil erhalten. Immer noch ist für AltenpflegerInnen in der Ausbildung eine positive Identifikation mit ihrer Arbeit und deren Darstellung nach ausßen schwierig: Die Uneindeutigkeit des Berufsbildes wird in vielen Köpfen noch eine Weile Bestand haben.

■ Inhaltliche Kritik an der Ausbildung

Ein großes Problem der bisherigen Altenpflegeausbildung war die mangelnde Praxisnähe. In den ca. 1600 Theoriestunden wurde zwar wichtiges Hintergrund- und Fachwissen vermittelt, aber Konflikt- und Problembewältigungsstrategien kamen bisher im Unterricht zu kurz. Das Fach „Persönlicher Umgang mit Enttäuschung und Frustration" fehlte leider im Lehrplan. AltenpflegeschülerInnen bemerkten bereits in ihren praktischen Einsätzen, dass Erlebtes von Erlerntem erheblich abweicht.

Der gesellschaftlich ohnehin schon überhöhte idealistische Anspruch, den einige AltenpflegeschülerInnen auch an sich selbst stellen, wurde von einigen Fachdozenten noch verstärkt. So vergrößerte sich das Risiko, in der Berufswirklichkeit schon sehr früh seelischen Schiffbruch zu erleiden.

 Tipps für SchülerInnen
▶ Der Einfluss auf vorgeschriebene Lehrinhalte ist zwar gering bzw. unmöglich, trotzdem: Frustrationserlebnisse in den praktischen Einsätzen immer wieder deutlich thematisieren
▶ Berufserfahrene oder, wenn vorhanden, PraxisanleiterInnen mit Fragen „löchern" und gemeinsam auch Pflege-Beziehungs-Probleme reflektieren

▶ Berührungsängste mit Vorgesetzten (Stations-, Pflegedienst- und
  Heimleitung) überwinden und kritische Beobachtungen offen
  diskutieren.

3.2.2 Praxisschock

Der Begriff Praxisschock wurde in den 70er Jahren in den USA geprägt und bezog sich zunächst auf Erfahrungen junger Lehrer beim
Übergang vom Studium zum Berufsleben.
Von schockartigen Erlebnissen wissen auch viele BerufsanfängerInnen in der Altenpflege zu berichten, wenn sie nach der Ausbildung frisch examiniert dem „Ernst des Lebens" begegnen.
Ein Berufsbeginn ist immer auch ein Einschnitt, ein Richtungs-
wechsel im bisherigen Leben und verursacht Stress. Veränderungen
müssen bewältigt werden:
Als „Examinierter" trägt man nun die Last der vollen **Verantwortung** für seine Arbeit, denn der schützende Rahmen des Praktikan-
tenstatus ist mit der bestandenen Prüfung beendet. Ab sofort
werden vom Arbeitgeber **Fachkompetenz** und **Professionalität** erwartet und gefordert.

■ Ernüchterung und Konflikte

Die Konfrontation mit dem Stationsalltag wird oft als „böses Er-
wachen" erlebt, so, als wäre man „ins kalte Wasser geworfen" worden.
Für viele entpuppt sich der Traumberuf als Illusionskiller. Die Pfle-
ge-Realität zwingt zur Aufgabe von hohen ethischen Ziel- und
Wertvorstellungen.
Auch die Ebene, auf der man jetzt den BewohnerInnen begegnet,
hat sich verändert. Konnten sich PraktikantInnen noch ein part-
nerschaftlich-verständnisvolles Verhältnis zu ihnen „leisten", so
müssen examinierte AltenpflegerInnen nun um ihre Akzeptanz als
pflegekompetente Autoritäten werben.
Eine der großen Enttäuschungen ist die Erkenntnis, dass viele
während der Ausbildung erworbene Fähigkeiten in der täglichen

3

Routinearbeit nicht eingesetzt werden können: Die „schönen" sozialpflegerischen Tätigkeiten, Aufgaben im Bereich Beschäftigung wie kreatives Basteln, Tanz, Gesang, Spiele und Sitzgymnastik – dafür sind in vielen Pflegeheimen andere Berufsgruppen wie AltentherapeutInnen und SozialarbeiterInnen zuständig.

Weitere Probleme beim Start in den Beruf sind:

- sich anpassen müssen an die Gepflogenheiten und Arbeitsweisen eines fest gefügten Teams
- sich als Neuling bewähren, Skepsis und Misstrauen der anderen durch unkritisches Mitmachen zerstreuen müssen
- Mangel an positivem Feedback durch Leitung, KollegInnen und BewohnerInnen
- das Gefühl, als Eindringling mit „revolutionären" Ideen im Team abgelehnt zu werden
- Ohnmacht gegenüber „ausgetretenen Pfaden", Pflegefehlern und Ignoranz gegenüber den BewohnerInnen.

Der Praxisschock setzt nicht schlagartig ein, je nach individuellen Umständen wird er als ein sich allmählich zusammenfügendes Mosaik von einzelnen Frustrationen erlebt. Auch eine mögliche Burnout-Krise beginnt nicht gleich beim ersten Schockerlebnis.

Illusionsverluste und Enttäuschungen in den ersten Berufswochen oder -monaten wirken wie Krankheitserreger: Nach einer individuellen Inkubationszeit schlagen sie zu und können, wenn keine Immunität besteht, Burnout auslösen.

Einige AltenpflegeschülerInnen erleben den Praxisschock schon während der Ausbildung, meistens in einem der ersten Berufspraktika. Um in der späteren Arbeitsrealität eine endgültige Bruchlandung zu vermeiden, ergreifen manche die Chance, rechtzeitig „auszusteigen".

3

Fallbeispiel

*Die 22-jährige Katja hatte sich noch vor einem Jahr über ihren Aus-
bildungsplatz in der Altenpflegeschule gefreut. Ohne konkrete Berufs-
vorstellungen zu haben, war sie aber sicher, ihre Offenheit im Umgang
mit Menschen sei eine gute Voraussetzung für die Pflege Alter und
Kranker. Der theoretische Unterricht war interessant und bereitete
keine Schwierigkeiten.*

*Tief enttäuscht berichtete Katja ihrer Dozentin und den Kurskollegen
in der Reflexionsstunde von ihrem ersten Fachpraktikum in einem Pflegeheim: „Das war hardcoremäßig, ich kam mir vor wie in einer Alten-
Waschanlage.*

*Grundpflege, Mahlzeiten, alles lief ab wie am Fließband. Die reinste
Akkordarbeit! Ein einziges Mal durfte ich eine ganz süße Omi zum
Augenarzt begleiten, da konnte ich mich wenigstens ein bisschen unterhalten. Sonst hieß es immer nur, 'Katja mach' mal schnell, hol' mal
schnell!' Massenabfertigung auch beim Toilettentraining: Oft saßen
mehrere gleichzeitig auf ihren Toilettenstühlen. In der Eile wurden
nicht mal die Türen zugemacht, sonst hätte man die alten Leute vielleicht auch vergessen. Ich fand das schlimm, so entwürdigend! Die
Flausen im Kopf würden mir ganz schnell vergehen, wenn ich erst mal
'richtig' im Beruf bin, dann könnte ich vielleicht mitreden, meinten die im
Team. Auf PraktikantInnen hört ja niemand, und erklärt hat mir auch
keiner was. Die Kollegen fanden das, was da ablief, wohl völlig ok. Nein,
so abgefahren habe ich mir den Beruf nicht vorgestellt. Da geht man ja
nervlich ganz schnell vor die Hunde!"*

*Katja kündigte den Ausbildungsvertrag und arbeitet jetzt in einem
Call-Center.*

Besonders auffällig wird die Diskrepanz zwischen Anspruch und
Wirklichkeit bei der unverzichtbaren Forderung nach ganzheit-
licher Pflege. Körperliches und seelisches Wohlbefinden der BewohnerInnen sollen gleichrangig erzielt werden. Auf der Strecke
bleibt aus Zeitmangel und Überforderung immer zuerst die psychische Gesundheit der Pflegebedürftigen. Dieses Missverhält-
nis führt zu Konflikten nicht nur bei BerufsanfängerInnen.

Tipps für die Praxis

Eine Art Karenzzeit sollten sich Pflege-Newcomer gönnen, um die vielen neuen und verunsichernden Alltagseindrücke zu verstehen und zu verarbeiten.

▶ Innere Distanz ist notwendig, um sich von schockierenden Eindrücken der Berufswirklichkeit nicht entmutigen zu lassen.

▶ Es ist hilfreich, die Kommunikation mit früheren MitschülerInnen weiter zu führen, um Enttäuschungen und Ängste im Erfahrungsaustausch zu bewältigen.

▶ Perfektion nach dem Examen erwartet niemand und ist auch als Anspruch an sich selbst unrealistisch.

▶ „Ventilfunktion" erfüllt ein privates Arbeitstagebuch und ermöglicht eine Reflexion berufsbezogener Probleme.

3.3 Einrichtung

Das so genannte „Setting" am Arbeitsplatz wird in der Burnout-Literatur als einer der drei wichtigsten Faktoren für die Entstehung einer Burnout-Krise genannt und meint die **Atmosphäre** im beruflichen Wirkungsfeld. Die Bedingungen, die AltenpflegerInnen für ihre Arbeit vorfinden, entscheiden neben persönlichen Voraussetzungen mit darüber, ob einzelne Pflegekräfte oder sogar ganze Teams vom Ausbrennen bedroht sind. In Einzelinitiative lassen sich die Gegebenheiten im Arbeitsumfeld nur schwer beeinflussen oder gar tiefgreifend verändern, so dass eine gewisse Akzeptanz und Anpassung an unvermeidbare Umstände wohl erforderlich ist.

3.3.1 Autoritär-restriktiver Führungsstil

■ *Kritisches Mitdenken*
und eigenständiges Handeln unerwünscht

Viele kennen ihn oder sie, die Heimleitung, die von den MitarbeiterInnen „Chefin" oder „der Alte" genannt wird. Sie will als Führungspersönlichkeit nicht Symphatieträger sein oder gar geliebt werden, sondern gefürchtet und bedingungslos respektiert. Männer sind in dieser Position häufiger anzutreffen als Frauen, meistens sind sie nicht pflegerisch ausgebildet.

Ihr Führungsstil ist gekennzeichnet durch Eigenschaften wie

- autoritär = diktatorisch, repressiv
- restriktiv = einengend, einschränkend
- administrativ = anordnend (abwertend: bürokratisch)

Leitungskräfte dieser Art bevorzugen **hierarchische Strukturen**, d. h. sie sehen sich an der Spitze einer fest gefügten Heim-Rangordnung und üben aus dieser Position Macht **von oben nach unten** aus. Befürworter des autoritären Stils sind der Ansicht, dass Ordnung und reibungsloser Ablauf im Heimalltag nur durch das Einwirken einer „Einpersonendiktatur" gewährleistet ist, wobei Motivationsanreize wie Lob und Anerkennung für gute Leistungen nur sehr sparsam eingesetzt werden. Sie benutzen vorrangig das Mittel der **Sanktionen** (Zwangsmaßnahmen), um ihre Ziele durchzusetzen. Bevorzugte Handlungsweisen sind:

- Dienstanweisungen herausgeben
- Abmahnungen androhen oder verwirklichen
- Kontrollen durchführen.

In einem System von Bevormundung, Anordnungen, Anweisungen, Ver- und Geboten, Überwachung und ohne die Möglichkeit von **Mitbestimmung** und **Mitgestaltung** fühlen sich Pflegekräfte

- unmündig
- unterdrückt
- verunsichert
- schikaniert
- missachtet
- übergangen.

Sie reagieren darauf mit Anzeichen aus der Burnout-Symptomatik wie

- Motivationsverlust
- Rückzug
- Aggression
- Depression
- Misstrauen.

Auch MitarbeiterInnen, die kritisch auf Missstände hinweisen und dann lediglich als „Nestbeschmutzer" diffamiert werden, gehen irgendwann über zu „Dienst nach Vorschrift".

Insgesamt leidet die Qualität der Pflege unter der allgemeinen Arbeitsunzufriedenheit, Fahrlässigkeiten häufen sich und neue Sanktionen seitens der Heimleitung folgen. In diesem Kreislauf werden einzelne Pflegekräfte zermürbt und ganze Teams aufgerieben. Dem Druck hoher Verantwortung – für Fehler wird in der Regel das Pflege-Personal verantwortlich gemacht – bei gleichzeitig geringer Entscheidungsfreiheit hält niemand auf Dauer unbeschadet stand. „Am besten gibt man seinen Kopf vor Dienstbeginn an der Pforte ab", kommentieren manche MitarbeiterInnen resigniert den Zustand von fehlender Flexibilität, Enge und Mitspracheverbot an ihrem Arbeitsplatz.

 In einer Atmosphäre der Angst vor Vorgesetzten-Willkür, drohenden Sanktionen und Repressalien fühlen sich MitarbeiterInnen wie willenlose Pflegeroboter. Sie leiden unter der fehlenden Wertschätzung ihres persönlichen Einsatzes und können leicht zu Burnout-Opfern werden.

Fallbeispiel

Altenpfleger Martin fand eine Stelle in einem Seniorenheim ganz in der Nähe seiner Wohnung. Der kurze bequeme Weg zur Arbeit entpuppte sich als Nachteil: Ständig fiel die Wahl auf ihn, wenn jemand plötzlich einspringen musste. Martin setzte sich anfangs noch vehement zur Wehr, verwies mit Nachdruck auf seinen Anspruch auf Freizeit. Immer neue Schikanen fielen dem Leiter des Hauses daraufhin ein, um ihn „weichzukochen". Martin wurde häufig von einer Station auf die andere umgesetzt (strafversetzt). Die von allen ungeliebten Nachtdienste wurden auffallend oft ihm zugeschoben und Urlaubswünsche aus „betrieblichen Gründen" nicht berücksichtigt. Zu einem klärenden Gespräch ließ sich der Heimleiter „wegen Terminschwierigkeiten" nie bewegen. Schließlich gab Martin nach einem Jahr entnervt auf, nachdem er die ersten Anzeichen von Burnout an sich bemerkt hatte. Er kehrte zu seiner 80 km entfernt liegenden alten Arbeitsstätte zurück.

Wo ein Klima von Leistungsdruck und Mangel an Zu- und Vertrauen durch die Heimleitung herrscht, kann unter den Pflegekräften mitunter **Denunziantentum** entstehen. Dies versetzt jedes Team in Unruhe, und produktives Arbeiten in der Gruppe wird dadurch endgültig zunichte gemacht. Ein auf Misstrauen aufgebautes Führungssystem braucht „Zuträger", um zu funktionieren, selten werden deshalb von der Leitungsseite solche zersetzenden Verhaltensweisen einzelner Mitarbeiter unterbunden.

■ Die Nöte der AltenpflegerInnen werden unterdrückt und verdeckt

Mit Kündigungsdrohungen und anderen Einschüchterungsversuchen gelingt es den Leitern konservativer Pflegeeinrichtungen leider fast immer, Missstände bei der Personal-Behandlung vor der Öffentlichkeit zu verbergen. Die Auswirkungen auf die Mitarbeiter – z. B. Burnout – bleiben für Außenstehende weitgehend unbemerkt, solange die Fassade und der Ruf des Pflegeheims unbefleckt sind. Repräsentationsaufgaben und die Darstellung der Einrichtung nach außen haben für autoritär-restriktive Heimleiter oberste Priorität.

Fallbeispiel
Die 20-jährige Judith charakterisiert in ihrem Praxisbericht einen Heimleiter, den sie im Altenpflegeheim kennen gelernt hatte, folgendermaßen: „Nach zwei Wochen Praktikum begegnete ich der gefürchteten Person zum ersten Mal. Er war so, wie ich ihn mir vorgestellt hatte: Ein Heimleiter vom Typ „Alleinherrscher"!
Sein Äußeres war korrekt und sehr gepflegt. In der direkten Kommunikation wirkte er distanziert und etwas arrogant. Er mied Diskussionen und sachliche Auseinandersetzungen mit dem Pflegepersonal. In helfenden und interessierten Gesprächen mit BewohnerInnen sah man ihn so gut wie nie, dafür aber häufig beim Smalltalk mit Angehörigen und als Repräsentant seines gut geführten Hauses.

Fühlte er sich angegriffen, spielte er den Allmächtigen, brach die Unterhaltung ab und verbarrikadierte sich hinter seiner Heimleiterbürotür, um Dienstanweisungen und Sanktionen zu ersinnen."

 Tipps für die Praxis

Als Einzelkämpfer verhärtete Systeme aufzubrechen, ist kaum zu bewerkstelligen, der Versuch führt zu weiteren Frustrationserlebnissen.

In „Linientreue" auszuharren und klaglos – mit der Faust in der Tasche – Selbstwertverletzungen hinzunehmen, macht ebenfalls auf Dauer seelisch krank (☞ Kap. 6.8).

▶ Mitbetroffene mobilisieren und gemeinsam Wege finden, wenigstens kleine Verbesserungen zu erreichen

▶ Beratung und Hilfe suchen bei der MAV (Mitarbeitervertretung), dem Betriebsrat, falls vorhanden, und/oder der Gewerkschaft und den Berufsverbänden

▶ Rechtsanwalt einschalten, wenn die berufliche Existenz in Gefahr gerät durch Abmahnung, Kündigung und dergleichen

▶ Rechtsbeistand auch bei persönlichen Ehrverletzungen in Anspruch nehmen

▶ Vorsicht bei Vier-Augen-Gesprächen mit Vorgesetzten, immer einen vertrauenswürdigen Zeugen hinzuziehen!

▶ Eine schriftliche Stellenbeschreibung anfordern, um seinen Handlungs- und Verantwortungsbereich abstecken zu können.

3.3.2 Kommunikation im Team

■ **Ideal: harmonische Zusammenarbeit**

Das Stationsteam ist ein zentraler persönlicher und beruflicher Bezugspunkt für die einzelnen Pflegekräfte und bedeutet für sie:

• Arbeitsplatz
• Gruppenzugehörigkeit
• Schutz
• Kommunikation
• Kontinuität

Damit erfüllt das Team eine wichtige Aufgabe für die berufliche **Sozialisation** (= gesellschaftliche Zu-, Einordnung). In einer gut funktionierenden, beständigen Arbeitsgruppe erleben MitarbeiterInnen das Gefühl der **Gemeinschaft** positiv. Im Idealfall verfolgt das Pflegeteam ein übergeordnetes gemeinsames Interesse, nämlich die optimale Versorgung der BewohnerInnen bei größtmöglicher eigener Arbeitszufriedenheit.

Misserfolge in der Pflege, vorübergehende Leistungsschwäche und Arbeitsüberdruss werden in einem „stimmigen" Team aufgefangen und auftretende Probleme bearbeitet. In einem gut organisierten Pflegeteam herrscht ein umfassender Informationsfluss, der auch berufsfremde StationsmitarbeiterInnen erreicht, Missverständnisse und Zeitverschwendung verhindert und Arbeitssicherheit gibt.

Zu den Kriterien für ein „gutes" Team gehört speziell im Altenheim auch die kontinuierliche Zusammenarbeit, d. h. eine eingespielte Gruppe sollte nicht ohne zwingende Gründe auseinander gerissen werden. Anders als die Pflege von PatientInnen in Krankenhäusern basiert die ganzheitliche Altenpflege auf beständigen Beziehungen zu den BewohnerInnen. Ebenso wichtig ist die Stetigkeit der Kollegenkontakte untereinander.

Die „Einbettung" von AltenpflegerInnen in ein haltgebendes, kommunikationsfreudiges Team trägt wesentlich zu Arbeitsfreude und Frustrationsbewältigung bei.

■ *Störungen in der Kollegengemeinschaft*

Beeinträchtigungen des Arbeitsfriedens erfährt ein Pflegeteam bisweilen durch seine nicht kompetente, mangelhaft ausgebildete Stationsleitung, deren Führungsqualitäten in Bezug auf Motivation und Zufriedenheit der MitarbeiterInnen nicht ausreichen.

Weitere Faktoren, unter denen die Kommunikation in den Teams und somit jede einzelne AltenpflegerIn leidet, sind

- ungelöste Konflikte unter den KollegInnen
- Fraktionsbildung (Grüppchen)

- Denunziantentum
- Mobbing
- Querulantentum und Burnout-Probleme einzelner Mitarbeiter-Innen
- Desorganisation im Stationsablauf
- schlechte Informationsweitergabe
- mangelnde Koordination von Pflegetätigkeiten
- ungerechte Arbeitsverteilung
- hierarchische Heimstruktur mit unangemessener Reglementierung durch Vorgesetzte (☞ Kap. 3.3.1).

Schlechtes Betriebsklima und Resignation im Pflegeteam können wesentlich mit dazu beitragen, dass durch Erlebnisse von fehlender Gruppen-Solidarität und Orientierungsverlust dem Einzelnen eine Burnout-Krise droht.

Fallbeispiel

Leyla, 31, hatte in den letzten Jahren mit denselben KollegInnen in einem fast reibungslos funktionierenden, fröhlichen Team zusammengearbeitet. Nachdem ohne vorherige Information überraschend sowohl Heim- als auch Pflegedienstleitung wechselten, ereigneten sich umwälzende Veränderungen im ganzen Haus: Zunächst reduzierte man das Pflegepersonal, indem Zeitverträge nicht verlängert und freiwerdende Stellen nicht neu besetzt wurden. Am schlimmsten empfanden es Leyla und ihre KollegInnen, dass die Stationsteams „neu gemischt" wurden. Angeblich sollte frischer Wind in das Heim gebracht werden. Im Ergebnis waren jedoch fast alle AltenpflegerInnen und nicht zuletzt die BewohnerInnen unzufrieden. Niemand war vorher gefragt worden, auch die StationsleiterInnen hatten sie im Stich gelassen. Die Empfindung, einfach übergangen und nicht wertgeschätzt zu werden („für die da oben sind wir doch nur Nummern, Arbeitssklaven") führte dazu, dass sich Leyla und mit ihr gleich drei frühere Team-KollegInnen um einen neuen Arbeitsplatz bemühten. Sie wollten ihr Selbstwertgefühl nicht verlieren.

Tipps für die Praxis

Auch die Beziehungen der Teammitglieder untereinander benötigen sorgfältige Pflege und gründliche Reflexion. Gelegenheit dazu bieten **regelmäßige** Teamgespräche, die mindestens einmal im Monat stattfinden sollten.

▶ Einzel- oder Gruppenkonflikte thematisieren, nach Möglichkeit in der Supervision

▶ Gemeinsam über Organisationsprobleme und Verbesserung der Weitergabe von Informationen beraten

▶ Anregungen in besser funktionierenden Teams innerhalb oder außerhalb der Einrichtung einholen

▶ Mögliche Störquellen auch bei sich selbst suchen, z. B. Übertragung privater Unzufriedenheit auf die Arbeitsgruppe.

3.3.3 Dienstplangestaltung

Ein vielen AltenpflegerInnen vertrauter, immer währender Zankapfel ist der Dienstplan. Seine Erstellung ist eine alle vier Wochen wiederkehrende ungeliebte Aufgabe auch für die Stationsleitung. Je ausgeprägter die personellen Engpässe, umso schwieriger ist das Ringen um Gerechtigkeit bei der Vergabe von freien Tagen.

„Einspringen" heißt das Schreckgespenst und es ist, besonders in den Urlaubszeiten, oft schon Wochen vor dem Aushang des Plans fest vorgesehen. Geschicklichkeit und Fingerspitzengefühl der Stationsleitung sind gefragt, wenn es darum geht, alle Teammitglieder gerecht zu behandeln. Oft sind ihr die Hände gebunden, wenn es darum geht, individuelle Wünsche von KollegInnen zu erfüllen, denn die Pflegedienstleitung muss in der Regel den Dienstplan abzeichnen. Tatsächlich kann ein Dienstplan als Sanktionsinstrument missbraucht werden, um unbequeme MitarbeiterInnen durch ungünstig gelegte, familienfeindliche Dienste (mehrere Wochenenden hintereinander, vermeidbare „kurze Wechsel") zu maßregeln.

Häufige Ursachen von Unzufriedenheit:

• Der Dienstplan hängt nicht rechtzeitig aus und verhindert die Vorausplanung der Freizeit.

- Kurzfristige Dienständerungen zwingen dazu, private Termine umzuwerfen.
- Die Häufigkeit des Einspringens ist nicht gerecht auf alle verteilt.
- Unverträglichkeiten zwischen einzelnen MitarbeiterInnen wurden nicht berücksichtigt.
- Die Schichtabdeckung (=Verantwortlichkeit) durch examinierte Pflegekräfte ist nicht ausreichend gewährleistet.
- Urlaube überschneiden sich, das verbliebene Personal ist überfordert.
- Die Dienste sind chronisch unterbesetzt.

Eine regelmäßige Streitquelle ist die Urlaubsplanung und -vergabe. Ungleichbehandlung ergibt sich bisweilen durch die Bevorzugung von AltenpflegerInnen mit schulpflichtigen Kindern in den Ferienmonaten. Singles und Kinderlose sind nicht jedes Jahr bereit, dies zu tolerieren. „Gestrichene" Urlaubstage sind ärgerlich, aus Versorgungsgründen nicht immer vermeidbar, aber ohne schlüssige Erklärung entsteht Unzufriedenheit.

Für Ungerechtigkeiten in Bezug auf Freizeit-Gewährung sind besonders diejenigen AltenpflegerInnen sehr sensibel, die sich in ihrer täglichen Arbeit ohnehin schon überlastet und überfordert fühlen.

 Tipps für die Dienstplangestaltung

▶ Bei der Vergabe von Diensten, Freizeit und Urlaub – für viele Pflegekräfte die Messlatte ihrer Wertschätzung – auf Gerechtigkeit achten
▶ So weit wie möglich bei gemeinschaftlichem Planen demokratische Mitbestimmung zulassen
▶ MitarbeiterInnen, die sich zurückgesetzt und übergangen fühlen, die Möglichkeit, Änderungsvorschläge einzubringen, zugestehen
▶ Burnoutgefährdeten KollegInnen Abstand ermöglichen und ihrem Entspannungsbedürfnis mit Freizeitsonderregelungen solidarisch entgegen kommen.

3.4 Bewohnerstruktur

In den letzten Jahren hat die Anzahl der schwer und schwerst pflegebedürftigen alten Menschen in den Heimen rapide zugenommen,
gleichzeitig ist der Aufgabenbereich des Personals entsprechend
gewachsen. „Leichte Fälle" unter den Pflegeempfängern werden
vermehrt von mobilen Hilfsdiensten (Sozialstationen) oder in ihren
Familien versorgt.

3

3.4.1 Alterskrankheiten

Eine Reihe von geriatrischen Erkrankungen ist die Ursache von
Hilflosigkeit alter Menschen und ihres freiwilligen oder unfreiwil-
ligen Umzugs in ein Pflegeheim. Einige dieser Leiden, die häufig in
Kombination auftreten, sind:
- degenerative und entzündliche Erkrankungen des Bewegungs-
  apparats (Arthrose, Rheuma, Gicht, Skelettdeformationen)
- Behinderung nach Amputation
- Zustand nach Schlaganfall (Apoplexie)
- Herz-Kreislauferkrankungen (z. B. Herzinsuffizienz, Hyperto-
  nie)
- Stoffwechselstörungen (z. B. Diabetes mellitus)
- Atemwegserkrankungen (z. B. Bronchitis, Asthma bronchiale)
- bösartige Tumoren
- Funktionsstörungen der Sinnesorgane (Alterssichtigkeit, Blind-
  heit, Schwerhörigkeit, Taubheit)
- Hautdefekte (z. B. Dekubitus)
- hirnorganische Störungen (z. B. Morbus Parkinson, demenzielle
  Erkrankungen).

Die meisten dieser Krankheiten sind **chronisch** und verlaufen **pro-
gredient**, d. h. sie verschlechtern sich. Viele BewohnerInnen sind
multimorbid (mehrfach erkrankt). Die erforderliche Behandlungspflege ist verbunden mit hohen Leistungsansprüchen an die
Pflegekräfte. Verlangt werden umfassende Kenntnisse im Bereich
der geriatrischen Krankheiten, Zeit und Geduld und gelegentlich
auch Körperkraft. Aktivierungs- und Motivationsbemühungen

sind häufig erfolglos und werden von beiden Seiten als zermürbend empfunden. Das Ergebnis aller Anstrengungen, ganzheitlich zu pflegen, heißt oft genug „Stillstand".

Zusätzlich belastend ist für AltenpflegerInnen der Umgang mit BewohnerInnen, die unter chronischen Schmerzen leiden. Ihr ständiges „Jammern" kann zu einem Zwiespalt zwischen Mitleid und Überdruss bei den Pflegenden führen.

Die tägliche Konfrontation mit den körperlichen Defiziten und schmerzvollen Leiden der alten Menschen führt auch zu Defizit-Erfahrungen bei Pflegekräften: Trotz professionell durchgeführter Behandlungspflege stagniert oder verschlimmert sich der Gesundheitszustand der BewohnerInnen. Man fühlt sich wie „Don Quichotte im Kampf gegen die Windmühlenflügel".

■ *Zusätzlich belastend sind Pflegefehler*

Nicht nur aus mangelnder Fachkenntnis passieren immer wieder **Pflegefehler**. Besonders schwerwiegend und folgenreich ist das Entstehen von Druckgeschwüren (Dekubiti) bei inkontinenten Bettlägerigen und anderweitig bewegungseingeschränkten BewohnerInnen. Den meisten AltenpflegerInnen ist die Wichtigkeit prophylaktischer Maßnahmen (z. B. Lagerung, regelmäßige Inkontinenzversorgung) bewusst, hoher Arbeitsdruck und Zeitmangel verhindern aber häufig die Durchführung. Das Resultat: Neben weiteren gesundheitlichen Schäden für die Pflegebedürftigen entstehen Gewissensbisse und zusätzlich überflüssige Mehrarbeit für das Personal. „Selbstverschuldete" pflegerische Misserfolge, die aber eigentlich auf schlechte personelle Ausstattung zurückzuführen sind, kennen alle AltenpflegerInnen, die unter ständigem Zeitdruck arbeiten müssen. Empfindungen von Resignation entstehen, aber auch Aggressionen gegen sich selbst und die BewohnerInnen.

Wenn der pflegerische Erfolg ausbleibt, sind fast immer schlechte Rahmenbedingungen der Einrichtung mitbeteiligt und ausschließliche Schuldzuweisungen an sich selbst unberechtigt.

3.4.2 Demenzielle Erkrankungen

Auf Grund medizinischer Fortschritte erlangen immer mehr Menschen ein höheres Lebensalter. Damit nimmt auch die Anzahl pflegebedürftiger Altersverwirrter, die in Heimen untergebracht sind, zu. Der Umgang mit dementen BewohnerInnen, die oft zusätzlich an körperlichen Gebrechen leiden, erfordert vom Pflegepersonal spezielle Kenntnisse und Fähigkeiten.

Die so genannte senile Demenz vom Alzheimer Typ ist bei HeimbewohnerInnen neben anderen organischen Hirnleistungsschwächen am häufigsten anzutreffen, sie ist nicht heilbar und verschlechtert sich in ihrem Verlauf. Hauptsymptome von Demenz im fortgeschrittenen Stadium sind:

* Desorientierung: räumlich, zeitlich, persönlich und situationsbezogen
* Bewusstseinstrübung, Konzentrationsschwäche
* Vergesslichkeit: Störungen im Kurzzeit-, zuletzt auch im Langzeitgedächtnis
* Charakterveränderungen: Zuspitzung früherer Wesenseigenschaften
* Stimmungsschwankungen: Aggressivität, Reizbarkeit, Depression
* Gefühlsstörungen: Verflachung, Ängstlichkeit, Affektinkontinenz wie Zwangsweinen, Zwangslachen
* Weglauftendenz
* Harn- und Stuhlinkontinenz.

Das Krankheitsbild der Demenz ist vielschichtig und kompliziert. Die Pflege altersverwirrter Menschen verlangt neben Toleranz und Empathie einen hohen Zeitaufwand in den Bereichen Versorgung, Betreuung und Beschäftigung. Demenzkranke brauchen:

* feste Tagesstrukturen
* Geborgenheit

- Schutz vor Reizüberflutung
- Schutz vor offensichtlicher Ablehnung durch andere Bewohner
- helfende und orientierungsgebende Gespräche
- regelmäßiges Trainieren von alltagspraktischen Fähigkeiten
- Kontinuität bei Pflegehandlungen durch feste Bezugspersonen
- vertrauensfördernde Zuwendung.

Dieser lange Katalog von Pflegeerwartungen Demenzkranker macht deutlich, dass die erforderlichen Leistungen eigentlich nur von besonders geschultem Personal in ausreichender Besetzung erbracht werden können und die Möglichkeiten eines „normalen" Altenpflegeheims sprengen. Trotzdem sind viele Alzheimerkranke und andere Desorientierte dort untergebracht und stellen AltenpflegerInnen vor teilweise unlösbare Aufgaben. Um Inkompetenz- und Überforderungsgefühle zu vermeiden, müssen hochgesteckte Ziele wie therapeutisch sinnvolles und ressourcenorientiertes Umgehen mit diesen Kranken weitgehend aufgegeben werden.

Von schwer dementen BewohnerInnen sind Äußerungen von Sympathie und andere positive Rückmeldungen so gut wie gar nicht zu erwarten. Oft erkennen sie „ihre" Pflegekräfte gar nicht wieder, signalisieren Angst und Abwehr, beschimpfen und beschuldigen sie. Ihre spontane, scheinbar grundlose Aggressivität, auch Mitbewohnern gegenüber, führt zu Unruhe und gereizter Stimmung auf der ganzen Station. Schwer zu beaufsichtigende „Wegläufer" sorgen für zusätzliche Aufregungen.

AltenpflegerInnnen, denen die nötige Robustheit fehlt, mit diesen Problemen unbeeindruckt und resolut umzugehen, drohen zu resignieren und irgendwann auszubrennen.

 Die adäquate Pflege Demenzkranker ist unter den üblichen Altenheim-Bedingungen kaum durchzuführen und überfordert das Personal. Nur eine Unterbringung in speziell an ihren Bedürfnissen orientierten, kleinen überschaubaren Dementengruppen verspricht Aussicht auf Erfolg: Bei Pflegebedürftigen und Pflegekräften.

Fallbeispiel

Schwesternhelferin Susanne wird von ihren TeamkollegInnen wegen ihrer ruhigen, besonnenen und ausgleichenden Art geschätzt. In Krisensituationen mit BewohnerInnen hat sie ihr Talent schon oft bewiesen.

Heute hat sie das gemeinsame Mittagessen von 20 BewohnerInnen im Speisesaal beaufsichtigt und berichtet aufgeregt: „Herr Pfister kommt zum Essen, stellt seinen Gehwagen zur Seite, zieht die Hose runter und pinkelt genau vor den Essenswagen. Frau Henkel und Frau Hoffmann stürzen sich wie die Furien auf ihn und drohen mit den Krücken. Alles schreit durcheinander: ‚Pfui, Schweinerei!‘ und ich selbst am allerlautesten. Ich habe völlig die Nerven verloren und bin, statt Hilfe zu holen, dazwischengegangen und habe Herrn Pfister weggezerrt. Die beiden hysterischen Frauen habe ich sehr unsanft auf ihre Stühle geschubst. Meine Nerven lagen blank. Als Herr Pohl dann noch aus dem Rollstuhl rutschte und Frau Bolzer auf den ganzen Tisch erbrochen hat, wollte ich eigentlich nur noch wegrennen und nie mehr wiederkommen. So ein Zirkus darf nie wieder passieren, sonst kann ich für nichts garantieren".

Es ist gängige ärztliche Praxis, lebhafte demente BewohnerInnen, deren Beaufsichtigung zeitintensiv ist und auch nachts Probleme bereitet, mit hochdosierten Tranquilizern und Neuroleptika ruhig zu stellen und dem Schlaf-Wach-Rhythmus des Heims anzupassen. Apathie, Schläfrigkeit, Bewusstseinstrübung und erhöhte Sturzgefährdung sind häufige Nebenwirkungen dieser Therapie.

Die so genannte medikamentöse (auch: chemische) Fixierung wird von den meisten AltenpflegerInnen trotz Arbeitserleichterungen abgelehnt. Sie empfinden Mitleid mit den aller Lebensqualität beraubten verwirrten Menschen und glauben, daran mitschuldig zu sein.

 Chemische Fixierung ist eine inhumane Maßnahme, um fehlendes Personal zu ersetzen. Viele Pflegekräfte fühlen sich hierdurch nicht ent-lastet, sondern be-lastet.

Datum	Uhrzeit	Berichte	HDZ
09.07.2002	21.00	Fr. Matuschek erhielt ihre Nachtmed.1 Tbl. Oxazepam 10 mg. Sie war weinerlich.	kg
09.07.2002	23:00	Fr. Kraus (Mitbew.) schellte: Fr. M. hatte die Kleidung von Frau K. angezogen und deren Zahnprothese auf den Boden geworfen (zerbrochen.) Ich beruhigte Fr. K. und brachte Fr. M. wieder zu Bett. Sie wehrte sich und wollte ihr Frühstück haben. Sie erhielt 20 Tr. Neurocil® (Bedarfsmed.)	kg
09.07.2002	2:00	2. Kontrollgang: Fr. M. stand nackt im Duschraum, war eingekotet. Ihr Bett auch. Bett bezogen und Frau M. abgeduscht. Sie schrie, stieß mich weg und lief nass auf den Flur, dann ins Zimmer von Herrn Walter. Der schimpfte: „ist das eigentlich ein Puff hier?" und jagte Frau M. wild fuchtelnd mit der Gehhilfe zurück. Ich konnte Frau M. ein bisschen beruhigen und zu Bett bringen. Bettgitter hochgezogen.	kg
09.07.2002	2:25	Frau M. erhielt 20 Tr. Neurocil® (Bedarfsmed.) 1 Schnabelbecher Tee getrunken.	kg
09.07.2002	5:00	3. Kontrollgang: Frau M. schläft fest. Vorlagenwechsel, sie wacht nicht auf.	kg
10. Jul	8:15	Fr. M. komplett eingenässt, sehr schläfrig. Bett bezogen. Fr. M. im Bett gewaschen, sie war nicht fähig im Rollstuhl zu sitzen, kippte vornüber.	rh
10. Jul	8:30	ø Frühstück, ø Morgenmedi. RR-Kontrolle: 115/75.	rh
10. Jul	10:00	Fr. M. schläft noch. B2-Test: 75 mg %. Nassgeschwitzt.	rh
10. Jul	13:00	Visite Dr. Beller, mit AZ zufrieden.	rh

Abb. 3: Eintragung der Nachtwache und des anschließenden Frühdienstes im Dokumentationssystem, Seite „Rapport", vom 09.07.2002

In der ständigen Begegnung mit oft schwierigen Menschen, mit denen es keine gemeinsame Verständigungsebene zu geben scheint, besteht die Gefahr irgendwann abzustumpfen oder sogar Abneigung gegenüber den Pflegebedürftigen zu empfinden.

Einen Zugang zu Schwerstverwirrten zu finden, trägt zur eigenen Arbeitszufriedenheit bei.

Die Amerikanerin Naomi Feil (☞ Literaturverzeichnis) ist die Begründerin der so genannten **Validation**® (freie Wiedergabe: wertschätzende Empathie). In der Methode der Validation® verwendet man **Einfühlungsvermögen**, um in die innere Erlebniswelt des alten, desorientierten Menschen einzudringen.

Validation® ist:

- eine Entwicklungstheorie für sehr alte, mangelhaft orientierte und desorientierte Menschen
- eine Methode, ihr Verhalten einzuschätzen
- eine spezifische Technik, die diesen alten Menschen hilft, ihre Würde wiederzugewinnen.

Ziele der Validation® sind:

- Wiederherstellung des Selbstwertgefühls
- Reduktion von Stress
- Rechtfertigung des gelebten Lebens
- Lösen der unausgetragenen Konflikte aus der Vergangenheit
- Reduktion chemischer und physischer Zwangsmittel
- Verbesserung der verbalen und nonverbalen Kommunikation
- Verhindern eines Rückzugs in das Vegetieren
- Verbesserung des Gehvermögens und des körperlichen Wohlbefindens.

Die Technik der Validation® ist einfach zu erlernen und nimmt nicht viel Zeit in Anspruch. Entsprechende Seminare und Kurse werden in Fach- und Volkshochschulen angeboten.

3.5 Situation der Pflegekräfte seit Einführung der Pflegeversicherung

Die Notwendigkeit der Pflegeversicherung – an ihrem Zustandekommen wurde ca. 30 Jahre lang gearbeitet – ist unumstritten. Um den Sinn oder Unsinn und etliche Details der Versicherung in ihrer jetzt gültigen Form allerdings wurde und wird immer noch heftig debattiert.

■ Auswirkungen der Pflegeversicherung auf die Arbeitsbedingungen im Altenheim

Mit der Einführung der zweiten Stufe der Pflegeversicherung sind gravierende Veränderungen und Einschnitte für Pflegende und somit auch BewohnerInnen verbunden. Seit dem 1. Juli 1996 gelten in den Heimen die Pflegestufen des MDK (Medizinischer Dienst der Krankenkassen) als Grundlage für die finanziellen Leistungen der Pflegekassen. Nach einer zweijährigen Übergangszeit erfolgt seit 1998 die Vergütung der pflegerischen Leistung nach den festgelegten Pflegesätzen für die Pflegestufen I, II und III. Seitdem sind die Heime darauf angewiesen, Personen mit hoher Pflegebedürftigkeit bevorzugt aufzunehmen, um ihre Einnahmen weiter kostendeckend zu sichern. Problematisch in diesem Zusammenhang ist, dass dem hierdurch entstehenden Mehrbedarf an Personal durch die derzeit gültige **Heimpersonalverordnung** nicht Rechnung getragen wird. Festgelegt ist lediglich, dass seit 2000 die Fachkraftquote in allen Pflegeheimen 50 % betragen muss. Der früher geltende Personalschlüssel, der sich bei der Anzahl der Pflegekräfte an der Höhe der Pflegestufen und damit der tatsächlichen Hilfebedürftigkeit der BewohnerInnen orientierte, ist abgeschafft worden.
Die Folgen für die Pflegekräfte liegen klar auf der Hand:
- Der enorme Zuwachs an pflegerischer Arbeit verteilt sich auf die gleich gebliebene – oder manchmal sogar reduzierte – Anzahl von AltenpflegerInnen.
- Aus der Personalperspektive wird die Pflegeversicherung als Mogelpackung angesehen nach dem Motto: „Mehr Arbeitsleistung, aber kein Geld für zusätzliches Personal" oder „Qualität verdoppeln, aber die Kosten halbieren".

■ **Pflege im Minutentakt**

Nach einem von Krankenkassen entworfenen Standard-Pflegesatz-Modell (SPM) werden für einzelne pflegerische Tätigkeiten verbindliche Zeitwerte vorgegeben, innerhalb welcher die gesamte Pflege zu leisten ist. Diese umfasst die Grundpflege einschließlich indirekter Pflegezeiten, Behandlungspflege so wie den ganzen Bereich der sozialen Betreuung. Die von den Pflegestufen abhängigen Zeitvorgaben (Pflegestufe I: 45 Minuten/Tag, Pflegestufe II: 71 Minuten/Tag, Pflegestufe III: 128 Minuten/Tag) sind so knapp bemessen, dass das **Ausbildungsideal** „ganzheitliche Pflege" über Bord geworfen werden muss.

Vorwürfe an die Pflegeversicherung, nicht nur von AltenpflegerInnen:

• Sie orientiert sich nicht an den Wünschen der Pflegebedürftigen.
• Sie beschränkt sich auf Grundbedürfnisse.
• Sie bezahlt nur das, was messbar ist.
• Sie verhindert die an Pflegeleitbildern orientierte Arbeit, z. B. Ganzheitlichkeit.
• Autonomie und Würde der Pflegebedürftigen sind nicht gewährleistet.
• Sie bedingt Akkordpflege und Stress für Pflegende und Gepflegte.
• Sie ist Teil des Sparpakets der Regierung auf Kosten der Alten und Schwachen.
• Die Bedürfnisse der BewohnerInnen müssen an die „Quadrate und Kästchen" der Pflegeversicherung angepasst werden.
• Kommunikative Ansprüche, Beratung, Begleitung und Unterstützung der AltenheimbewohnerInnen sowie die Wahrnehmung von präventiven, therapeutischen und rehabilitierenden Aufgaben wurden vernachlässigt.

Von fast allen Pflegekräften wird neben den gestiegenen Berufsanforderungen auch die Zusatzbelastung durch die vorgeschriebene umfassende **Dokumentation** sämtlicher Pflegeaufwendungen beklagt. „Vor lauter Schreibarbeit kommen wir nicht mehr dazu, zu pflegen", lautet die Beschwerde. Dass man aus Gründen der von allen befürworteten Qualitätssicherung auf die Dokumentation nicht verzichten kann, wird nicht in Frage gestellt. Der dazu benötigte tägliche Zeitaufwand allerdings bringt die Pflegekräfte immer wieder in Konflikte. Da die pflegerischen Pflichten den BewohnerInnen gegenüber nicht zu kurz kommen sollen, werden für Dokumentationsaufgaben häufig Pausen und Freizeit geopfert.

Chronischer Personal- und Zeitmangel führt in einigen Fällen dazu, dass

- Leistungsnachweise gefälscht
- Bilanzbögen (Ein-/Ausfuhr) manipuliert
- Pläne (Duschen, Trinken, Injektionen, RR- und BZ-Kontrollen etc.) falsch oder bewusst fehlerhaft ausgefüllt werden, häufig sogar auf Verlangen Vorgesetzter.

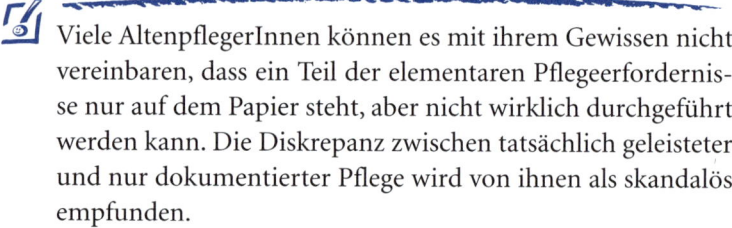

Viele AltenpflegerInnen können es mit ihrem Gewissen nicht vereinbaren, dass ein Teil der elementaren Pflegeerfordernisse nur auf dem Papier steht, aber nicht wirklich durchgeführt werden kann. Die Diskrepanz zwischen tatsächlich geleisteter und nur dokumentierter Pflege wird von ihnen als skandalös empfunden.

In der Pflegeversicherung hat die somatische Pflege Vorrang

Selbst nach Auffassung der für die Pflegeversicherung politisch Verantwortlichen muss im Bereich der psychosozialen Versorgung nachgebessert und die Finanzierungslücke geschlossen werden. AltenpflegerInnen bleiben und werden immer häufiger überfordert durch die Betreuung von:

- psychisch Kranken
- Depressiven
- geistig Behinderten
- psychiatrisch Veränderten
- Verhaltensauffälligen
- Desorientierten
- demenziell Erkrankten.

Diese Patientengruppe macht nach Schätzungen ca. 40 % der HeimbewohnerInnen aus. Die Pflegesätze reichen für den großen gerontopsychiatrischen Betreuungsaufwand bei weitem nicht aus und werden den personellen Erfordernissen nicht gerecht. Zudem fehlt es in den Heimen an psychiatrisch ausgebildetem Fachpersonal.

Die Schwierigkeiten und der hohe Zeitaufwand beim Umgang mit psychisch veränderten BewohnerInnen wurden in der Pflegeversicherung nicht genügend berücksichtigt. Die zunehmend psychiatrisch ausgerichtete Arbeitsbelastung stellt Pflegekräfte unter Dauerstress.

■ **Verhältnis zu den BewohnerInnen**

Auch in den Beziehungen zwischen den BewohnerInnen und den Pflegekräften hat sich eine Verschlechterung bemerkbar gemacht. Als „Dienst am Kunden" kann die Pflege angesehen werden, die von der einen Seite „eingefordert" und von der anderen „verabreicht" wird. Im Dienstleistungsvertrag sind zwischenmenschliche Interaktionen nicht vereinbart. Diskrepanzen zwischen den Erwartungen der Pflegebedürftigen und den tatsächlich erbrachten Leistungen führen häufig zu Missverständnissen, Gereiztheiten und Konflikten. Verständlicherweise pochen die HeimbewohnerInnen auf Erfüllung der teuer bezahlten Versorgungsansprüche, ebenso verständlich ist aber auch, dass überfordertes Personal die im Pflegestufenkatalog versprochenen „Posten" nicht immer zufrieden stellend „abarbeiten" kann.

Enttäuschungen auf beiden Seiten prägen das Beziehungs-Klima und können auf Dauer die seelische Gesundheit beeinträchtigen.
Der Begriff „psychosoziale Verwahrlosung" beschreibt einen Zustand emotionaler Kälte in den Altenheimen, bei dem

menschliche Wertvorstellungen verloren gegangen sind und Pflegekräfte den Kampf um ihre ursprünglichen Ziele und Ideale aufgegeben haben.

Name: _____   Ort, Datum: _____

Vorname: _____

Station/Abteilung: _____

Pflegedienstleitung

Verwaltungsleitung

Überlastungsanzeige

Infolge _____

_____

_____

bin ich in dem mir übertragenen Verantwortungsbereich als

_____

seit/am _____ ständiger Überlastung ausgesetzt.

In diesem Zusammenhang weise ich pflichtgemäß darauf hin, dass ich die Verantwortung für die durch meine Überbelastung möglicherweise entstandenen oder noch entstehenden nachteiligen Folgen für das Altenpflegeheim St. Elisabeth-Stift ablehne.

Im Rahmen dieser erheblich eingeschränkten Möglichkeiten bemühe ich mich weiterhin, die mir, anvertrauten Patientinnen und Patienten ordnungsgemäß zu versorgen.

Die Mitarbeitervertretung hat eine Durchschrift dieser Überlastungsanzeige erhalten.

Unterschrift _____

Abb. 4: Musterformular für eine Überlastungsanzeige

■ **Fazit**

Aus der Sichtweise des Altenheimpersonals hat die Pflegeversicherung eine deutliche Verschlechterung der Arbeitssituation gebracht, nachdem in den Jahren davor die beruflichen Anforderungen bereits kontinuierlich gestiegen waren. Zu befürchten ist, dass die Burnout-Gefährdung für die Pflegekräfte weiter ansteigt. Es bleibt zu hoffen, dass die in Aussicht gestellten „Nachbesserungen" im Bereich der psychosozialen Versorgung realitäts- und bedarfsorientiert sein werden.

3

Tipps für die Praxis

Da man sie nicht einfach abschaffen oder neu konzipieren kann, heißt es, mit der Pflegeversicherung, bzw. deren Konsequenzen, leben und arbeiten lernen.

▶ Prüfen, ob alle zur bisherigen Routine gehörenden Arbeiten tatsächlich nötig sind
▶ Hinterfragen, ob eigene Reinlichkeitsvorstellungen über die der BewohnerInnen weit hinausgehen, z. B. tägliches Rückenwaschen und kräftezehrende Ganzwaschungen im Bett gegen den Wunsch des Betroffenen, Betten beziehen bei kleinen Verunreinigungen
▶ Aufreibende und zeitraubende Streitereien mit anderen Berufsgruppen im Haus wie Küche, Hausmeister, Reinigungsfirma, sozialer Dienst, vermeiden, an die Heimleitung delegieren
▶ Schreibarbeiten in Ruhe und während der Dienstzeit erledigen
▶ Das Arbeitstempo der persönlichen Leistungsfähigkeit anpassen, nicht „hetzen" lassen, auf Erholungspausen und ausreichende Freizeit achten
▶ Zeitmanagement erlernen, z. B. in VHS-Kursen.

 Rechtliche Absicherung gegenüber dem Träger
Die so genannte **Überlastungsanzeige** ist eine Hilfe, einen Teil der Verantwortung in Überforderungssituationen an die Leitungsebene abzugeben. Muster-Formular ☞ Abb. 4
Je eine Kopie erhalten Heimleitung, Pflegedienstleitung, Betriebsrat oder Mitarbeitervertretung durch die Hauspost oder persönliche Übergabe.

3.6 Stress und Burnout

In der Fachwelt sind einige Experten der Ansicht, das Burnout-Syndrom sei kein eigenständiges Phänomen, es handele sich dabei lediglich um eine Unterform von Stress. Diese Aussage ist vergröbernd und unrichtig, obwohl sich viele Übereinstimmungen bei der Burnout-Symptomatik (☞ Kap. 1.4–1.8) und der als typisch beschriebenen Stressreaktionen finden.
Aber:

• Stress führt nicht zwangsläufig zum Burnout-Syndrom.
• Stress ist unzweifelhaft eine der wichtigsten Ursachen von Burnout, aber zum wirklichen Ausbrennen gehören die charakterisierenden Voraussetzungen wie das anfängliche Überengagement, die enorme Motivation für den Beruf und nicht zuletzt die selbstgesteckten hohen Ziele (☞ Kap. 1).

Stress und Burnout stehen in enger Beziehung zueinander, bedeuten aber nicht das gleiche.

■ Was versteht man überhaupt unter Stress?

„Mein Gott, war das wieder ein stressiger Tag heute!" Stoßseufzer dieser Art sind jedem geläufig, „Stress" gehört zum allgemeinen Sprachgebrauch und steht für alles, was „irgendwie unangenehm" ist.
Die wissenschaftliche (Psychologie) und pseudo-wissenschaftliche Literatur bietet eine überwältigende Flut von Informationen zum Thema Stress. Es ist ein „Allerweltswort"!
Kurz, präzise, gut verständlich und auf den Punkt gebracht gibt das Universallexikon (Meyers Taschenlexikon, 2001, ☞ Literaturverzeichnis) Auskunft:

Stress (engl. zu distress: „Qual, Erschöpfung") ist ein 1936 ge-
prägter Begriff für ein generelles Reaktionsmuster, das Tiere
und Menschen als Antwort auf erhöhte Beanspruchung zeigen. Diese Beanspruchungen (Stressoren) können [...] medizinischer (Infektionen) oder psychischer Art (Isolation, Prü-
fungen, Belastungen in der Familie, der Schule oder in der
Berufswelt) sein.

In allen Fällen treten Körperreaktionen auf. [...] Ein gewisses
Maß an Stress (Eustress) ist lebensnotwendig und ungefähr-
lich. Langandauernder Stress (Distress) kann jedoch gesundheitliche Schäden vielfältiger Art verursachen (z. B. Magen-
geschwüre, Bluthochdruck oder Herzinfarkt).

**■ Stressoren, die in der Gesellschaft
als besonders negativ erlebt werden**

In einer Art Rangliste belegen folgende Ereignisse die Plätze 1–10
(hier gibt es in den meisten Studien Übereinstimmung):

1. Tod des Ehepartners
2. Scheidung
3. Trennung
4. Gefängnisstrafe
5. Tod eines nahen Familienangehörigen
6. Verletzung oder Krankheit
7. Entlassung aus dem Job
8. Pensionierung
9. Krankheit in der Familie
10. Berufswechsel.

**■ Hauptsächliche Stress-Faktoren
am Arbeitsplatz Altenheim**

In einer Skala von 1–12 wurde in mehreren Befragungen die Rei-
henfolge der als problematisch empfundenen Arbeitsbedingungen
ermittelt:

1. hoher Zeitdruck
2. Verantwortung für zu viele BewohnerInnen
3. häufiges Einspringen für KollegInnen
4. zu wenig Mitsprache
5. Wechselschicht, Wochenenddienst, kurzer Wechsel
6. zu wenig Anerkennung
7. mangelnde Erfolgserlebnisse
8. Umgang mit Gebrechlichkeit und Tod
9. Konflikte mit Angehörigen
10. Kommunikationsprobleme mit Leitung und Verwaltung
11. mangelnde Solidarität unter KollegInnen
12. Mobbing.

Abbildung 5 veranschaulicht die Gewichtung pflegespezifischer Stressoren.

Die wichtigsten **Reaktionen auf anhaltenden negativen Stress:**

- **psychisch:** „fehlangepasste" Verhaltensweisen wie erhöhte Reizbarkeit, Konzentrationsmangel, Ratlosigkeit und Depression
- **kognitiv:** Beeinträchtigung der Gedächtnisleistung, Störungen des flexiblen Denkens, Einschränkungen bei Problemlösungen und Urteilsbildung
- **organisch:** Schwächung des Immunsystems, Herz- Kreislauferkrankungen, Magen- Darm-Geschwüre, Hauterkrankungen, Sehstörungen.

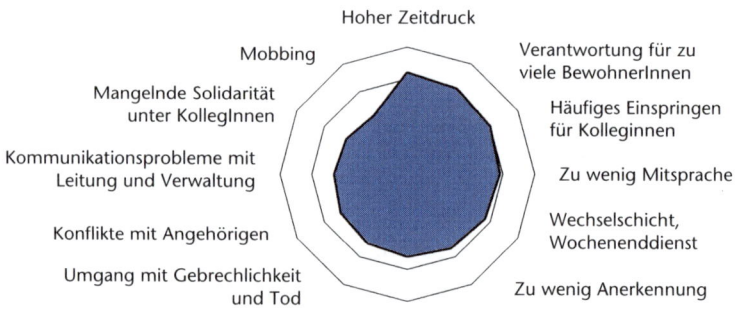

Abb. 5: Gewichtung pflegespezifischer Faktoren (aus: Zeitschrift Altenpflegeforum, ☞ *Literaturverzeichnis)*

Die seelischen und körperlichen Reaktionen auf Dauerstress weisen viele Parallelen zu Burnout-Symptomen auf (☞ Kap. 1.2–1.8).

 Tipps zum Umgang mit Stress:

▶ Nicht möglich und auch nicht wünschenswert ist es, alle Stressoren zu eliminieren. Ein völlig reizarmes Leben und ein zu monotoner Arbeitsplatz machen ebenso krank wie ein Stress-Übermaß.

▶ Einige Stress-Faktoren im (Arbeits-) Leben lassen sich beeinflussen und möglicherweise abschaffen. Viele Stressoren aber sind Bestandteil des Altenpflegeberufs. Mit diesem Stress leben zu können (ohne krank zu werden), lässt sich erlernen, indem man sich z. B. Anti-Stress-Strategien aneignet, dem negativen Stressoreneinfluss durch geeignete Techniken gegensteuert. Hilfen zur Stressabwehr sind in Kapitel 6.3 beschrieben.

■ **Stressreaktion: Die biologische Antwort des Körpers auf Bedrohung**

Eine so genannte **physiologische Stressreaktion** – vom Gehirn kontrolliert – tritt auf, wenn eine Bedrohung (z. B. Angriff) wahrgenommen wird. Der Organismus wird angesichts konkreter Gefahr durch eine Reihe von Mechanismen auf die Fähigkeit zu **Kampf oder Flucht** vorbereitet (flight-or-fight-syndrome). Das autonome Nervensystem reguliert die Aktivitäten der Körperorgane:

• Die Atmung wird schneller.
• Der Herzschlag wird beschleunigt.
• Die Blutgefäße verengen sich.
• Der Blutdruck steigt.
• Die Ausschüttung des Hormons Adrenalin wird angeregt.

Adrenalin (produziert in den Nebennieren) bewirkt:

• Anregung der Leber zur Steigerung der Zuckerproduktion (Energiebereithaltung)
• Anregung der Milz, durch vermehrte Ausschüttung von roten Blutkörperchen die Blutgerinnung zu unterstützen (bei Verletzungen)

3

- Anregung des Knochenmarks zu gesteigerter Produktion von weißen Blutkörperchen (bei Infektionen)
- Angstreaktion und Flucht
- Wutreaktion, Bereitschaft zur Gegenwehr und Kampf (dabei ist das Hormon Noradrenalin mitbeteiligt).

Diese Fähigkeiten, auf Bedrohungen lebensrettend zu reagieren, haben sich in der Geschichte des Menschen bestens bewährt. Aber auch als Folge **psychischer Stressoren** treten Stressreaktionen auf, die in der heutigen Zeit oft nicht mehr angemessen (z. B. durch Flucht oder Kampf) abreagiert werden. Die vom Körper bereitgestellten zusätzlichen Energien und Kräfte werden nicht verbraucht, so dass es zu chronischer Erregung und Funktionsstörungen infolge von Stress kommen kann.

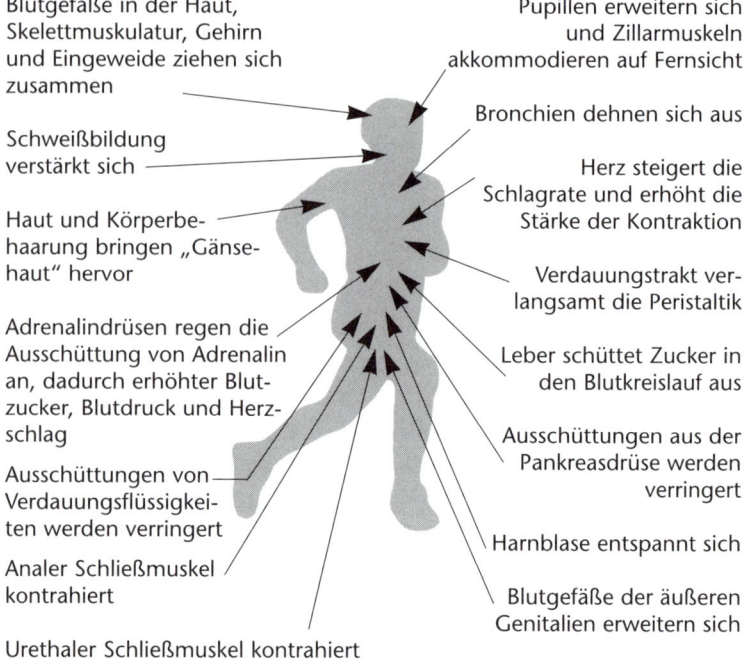

Blutgefäße in der Haut, Skelettmuskulatur, Gehirn und Eingeweide ziehen sich zusammen

Schweißbildung verstärkt sich

Haut und Körperbehaarung bringen „Gänsehaut" hervor

Adrenalindrüsen regen die Ausschüttung von Adrenalin an, dadurch erhöhter Blutzucker, Blutdruck und Herzschlag

Ausschüttungen von Verdauungsflüssigkeiten werden verringert

Analer Schließmuskel kontrahiert

Urethaler Schließmuskel kontrahiert

Pupillen erweitern sich und Zillarmuskeln akkommodieren auf Fernsicht

Bronchien dehnen sich aus

Herz steigert die Schlagrate und erhöht die Stärke der Kontraktion

Verdauungstrakt verlangsamt die Peristaltik

Leber schüttet Zucker in den Blutkreislauf aus

Ausschüttungen aus der Pankreasdrüse werden verringert

Harnblase entspannt sich

Blutgefäße der äußeren Genitalien erweitern sich

Abb. 6: Die Reaktionen des Körpers auf Stress (in Anlehnung an Zimbardo, ☞ *Literaturverzeichnis)*

Während der physiologischen Stressreaktion befindet sich der Organismus in einer Art Alarmzustand. Wenn keine Bewältigung durch geeignete Abreaktion gelingt, können psychosomatische Krankheiten entstehen. Dieser Mechanismus zeigt sich auch im fortgeschrittenen Burnout-Stadium, wenn keine Kompensationsmöglichkeiten genutzt werden.

3

 Tipps für die Praxis

Körperliche Aktivitäten (☞ Kap. 6.3.2 unter „Sport") sind ein geeignetes Mittel, die krankmachenden Folgen anhaltender physiologischer Stressreaktionen zu verhindern oder positiv zu beeinflussen.

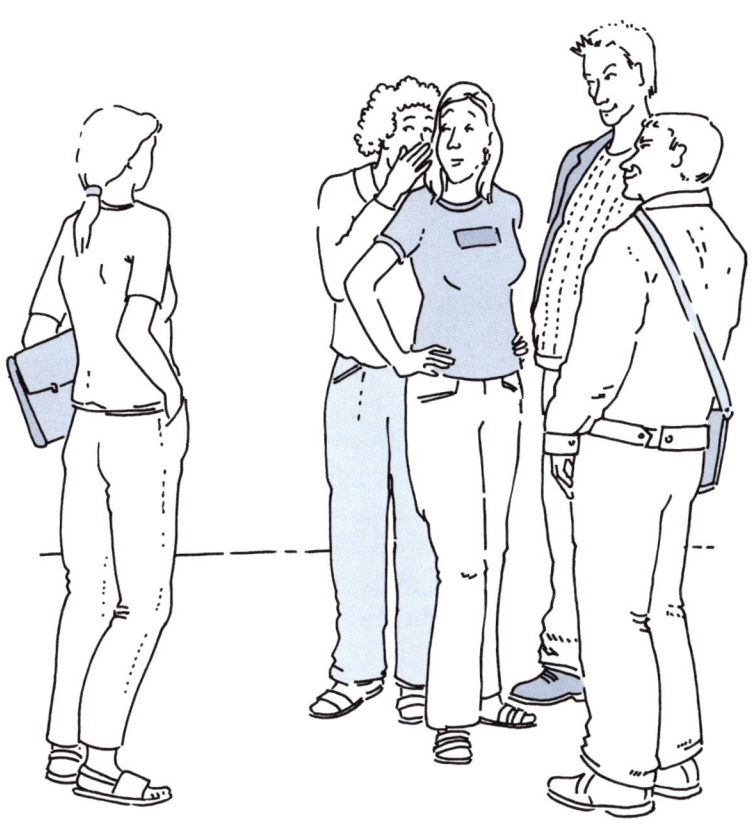

Mobbing
und Burnout

Das Wort kommt aus dem Englischen: *to mob* heißt (über jemanden) herfallen.

 Definition der Gesellschaft gegen psychosozialen Stress und Mobbing (GPSM)

„Mobbing ist eine konfliktbelastete Kommunikation am Arbeitsplatz unter Kollegen oder zwischen Vorgesetzten und Untergebenen, bei der die angegriffene Person unterlegen ist und von einer oder einigen Personen systematisch, oft und während längerer Zeit mit dem Ziel und/oder dem Effekt des Ausstoßes aus dem Arbeitsverhältnis direkt oder indirekt angegriffen wird und dies als Diskriminierung empfindet."

Konflikte mit Arbeitskollegen und persönliche Attacken wie Kränkungen, Diffamierungen, Bloßstellungen und ungerechte Behandlung hat jeder am Arbeitsplatz schon einmal erlebt. In der Regel sind dies Einzelaktionen, Probleme, die entweder gelöst oder irgendwann vergessen werden. Ist aber ein Mitarbeiter über einen längeren Zeitraum Angriffen, Demütigungen, Beleidigungen und regelrechtem „Psychoterror" ausgesetzt, so wird er mit großer Wahrscheinlichkeit gemobbt.

Typische **Mobbing-Handlungen** sind:
- hinter dem Rücken schlecht über jemanden sprechen
- jemanden wie Luft behandeln
- ständige Kritik an der Arbeit
- Gerüchte in die Welt setzen
- jemanden lächerlich machen
- sich über jemanden lustig machen
- nicht mehr mit dem Betroffenen reden oder ihn ständig unterbrechen
- abwertende Beurteilung der Arbeitsleistung
- jemanden „schneiden", Kontakt einstellen
- der Betroffene muss Arbeiten unter seinem Niveau verrichten
- Aufforderung, sinnlose Arbeiten zu erledigen
- Verdachtsäußerungen, der Betroffene sei psychisch krank
- Abmahnung, Versetzung
- Kündigung.

Eskaliert das Mobbing-Geschehen, kann es – in seltenen Fällen – sogar zu körperlichen Angriffen wie sexuellen Handgreiflichkeiten und Misshandlung kommen.

Der Psychologe Heinz Leymann (☞ Literaturverzeichnis) hat eine Liste mit 46 Mobbing-Handlungen erstellt, aus der einige der oben genannten Punkte entnommen wurden.

Ähnlich wie die Burnout-Entwicklung lässt sich auch der Mobbing-Prozess in aufeinander folgende Stadien einteilen. H. Kirchner (☞ Literaturverzeichnis) stellt dieses vier-Phasen-Modell vor:

Phase 1:   Konflikte in der Organisation
           – einzelne Unverschämtheiten und Gemeinheiten
           – Versetzung auf eine andere Station
Phase 2:   Übergang zu Mobbing und Psychoterror
           – intensive Überwachung
           – Gespräche zu dritt
           – Ahndung vermeintlicher Fehler
Phase 3:   Rechtsbrüche durch Über- und Fehlgriffe der Personalverwaltung
           – Abmahnung wegen vermeintlicher Vergehen
Phase 4:   Ausschluss aus der Arbeitswelt
           – abschieben und kaltstellen
           – mehrere Versetzungen
           – Abfindung
           – Einlieferung in eine Nervenheilanstalt
           – Frührente

Körperliche und seelische Reaktionen sowie bestimmte Verhaltensweisen können wie beim Burnout-Syndrom auch den einzelnen Mobbing-Phasen zugeordnet werden. Sie sind allerdings individuell unterschiedlich ausgeprägt und abhängig von Intensität und Art des Gemobbtwerdens.

In Phase 1:   Anpassungs- und Bewältigungsversuche, Versöhnungsangebote, Ignorieren, Stress-Symptome
In Phase 2:   Angst, Hilflosigkeit, Schuldgefühle, Selbstzweifel, psychosomatische Symptome wie Schlafstörungen, Magenschmerzen

In Phase 3:   Auflehnung oder Rückzug, innere Kündigung, Er-
              schöpfung, Verlust der Selbstachtung, verstärkte psy-
              chosomatische Beschwerden
In Phase 4:   Verzweiflung, Depression, Misstrauen, Suchtmittel-
              gebrauch, Verhaltensstörungen, körperlicher Abbau,
              Suizid

Mobbing – und Burnout – weisen eine teilweise übereinstimmen-
de Symptomatik auf. Eine wichtige Rolle spielt bei beiden Syndro-
men der Faktor Stress im Berufsalltag.

4.1 Ausgebrannte sind willkommene Mobbing-Opfer

Der Arbeitsplatz Altenheim ist bekanntermaßen reich an Stressoren aller Art. Unter emotionalem Dauerstress gedeihen sowohl
Burnout als auch Mobbing gut. Beides kann sich gegenseitig
ursächlich bedingen oder in Wechselwirkung miteinander stehen.

4.1.1 Mobbing durch Arbeitskollegen

Gemobbt werden vorzugsweise zwei Personengruppen:
1. Typ   Störenfried
2. Typ   Sündenbock

■ Der Störenfried

Zu dieser Gruppe gehören KollegInnen, die als „schwierig" gelten:
Sie können oder wollen sich nicht ins Team einordnen. Sie halten
an eigenen Ideen und Überzeugungen fest, auch wenn sie nicht der
Gruppenmeinung entsprechen. Sie passen sich nicht an, schwimmen in den Augen der anderen gegen den Strom. Oft sind sie das
Gegenteil von „opferbereit", treten selbstbewusst auf, mögen sich
niemandem unterordnen und sind mit ihrem autonomen Verhalten nicht nur anderen Teammitgliedern ein Dorn im Auge, sondern
auch Vorgesetzten. Geistige Kreativität, Selbstbehauptung und die
Fähigkeit zu innovativem Denken wird nur in wenigen Heimen be-

grüßt und gefördert. AltenpflegerInnen mit diesen Eigenschaften gehören in der Regel nicht zu den Burnout-Gefährdeten, sind aber potenzielle Mobbing-Opfer. KollegInnen fühlen sich von ihrer Souveränität bedroht, fürchten Störungen in den lieb gewonnenen, bequemen Arbeitsabläufen und Erschütterungen ihrer nie hinterfragten Grundüberzeugungen. Auch außerhalb der Altenheime haben starke Persönlichkeiten in wenig flexiblen Teams einen schweren Stand, sie gelten als nicht integrationsfähig, und man versucht, sie abzusondern und zu isolieren. „Wenn der Ruhestörer weg ist, haben wir wieder unseren Frieden."

4

 Der irische Schriftsteller Jonathan Swift (1667–1742) hat es bösartig, aber treffend so ausgedrückt: „Wo ein Genie auftaucht, verbrüdern sich die Dummköpfe."

Häufig handelt es sich bei den **Störenfrieden** um MitarbeiterInnen, die neu ins Team kommen. Sie werden gemobbt, weil Kollegen sich durch sie beeinträchtigt fühlen. Konflikte werden aus Angst vor Unterlegenheit nicht offen ausgetragen, sondern die Antipathie äußert sich in den verschiedenen Mobbing-Handlungen, die das Ausgrenzen des Unruhestifters zum Ziel haben.

Fallbeispiel
Svenja, 23 Jahre alt, ist eine attraktive schlanke Altenpflegerin mit forschem, selbstbewusstem Auftreten. Mit einer stattlichen Größe von 1,82 m überragt sie die anderen. Erst seit kurzem im Team, ist sie schon in die „Schusslinie" der neuen KollegInnen geraten. Svenjas berechtigte Kritik an einigen „alten Zöpfen", die ihr bei der Stationsorganisation auffallen und intelligente Vorschläge zur Vereinfachung der anfallenden Schreibarbeiten lösen Unruhe und Abwehr bei den KollegInnen aus. Insgeheim stimmen einige Svenja zu, sie fühlen sich „ertappt" und sind deshalb verärgert. Es sollen keine „heiligen Kühe geschlachtet" und die bewährte Team-Hierarchie beibehalten werden. Schnell gerät Svenja in den Ruf, die angestammte Ordnung zerstören zu wollen. Sie wird als hochnäsig und arrogant abgestempelt. Im

*Kollegenkreis erhält sie die Spitznamen „Riesen-Barbie" und „Frau
Einstein". Systematisch will man sie „fertigmachen", indem ihr
wichtige Arbeits-Informationen vorenthalten und weitgehend
Gesprächskontakte verweigert werden. Die Besserwisserin soll
gehen!*

Starke und selbstbewusste von Mobbing betroffene Persönlichkeiten verfügen gewöhnlich über Strategien, den Attacken eine Weile
standzuhalten und in die Konfrontation zu gehen. Oder sie verlassen den „Kriegsschauplatz" und wenden sich anderen Aufgaben zu.

4

■ *Der Sündenbock*

Einen sehr viel schwereren Stand haben die so genannten **Sünden-
böcke**: Hierzu gehören Pflegekräfte, die die Voraussetzungen für
Burnout besitzen (z. B. Opferbereitschaft) oder schon deutliche
Symptome des Ausbrennens zeigen.
Der Ausdruck „Sündenbock" hat seinen Ursprung im Alten Testa-
ment: Am Jom Kippur (hebr. Versöhnungstag) legte ein jüdischer
Hohepriester als Zeichen der Übertragung der Sünden des Volkes
einem Bock die Hände auf und jagte ihn anschließend in die Wü-
ste (3. Moses 16). Diese Überlieferung bedeutet in übertragenem
Sinn: Man lässt einen anderen für die eigene Schuld büßen.
Alle großen Gesellschaften (Nationen) bis hin zu kleinen (Familie)
brauchen und schaffen sich ihre Sündenböcke. Dies geschieht auch
in Pflegeteams, wenn
• die Kommunikation untereinander gestört ist
• die Mitarbeiter unter zu hoher Arbeitsbelastung stehen
• das Team ständigem „Druck von Oben" ausgesetzt ist
• Konkurrenz und Rivalitäten in der Gruppe herrschen.

In solchen Situationen und wenn mangelnde Führungsqualitäten
der Leitungsebene noch hinzukommen, muss das Team Dampf ab-
lassen, Verantwortlichkeiten für Fehler abwälzen, und schnell ist ein
„Buhmann" kreiert, der an allen Misserfolgen und Missständen die
Schuld trägt. Der bequemste Weg ist, ein schwaches Teammitglied,
von dem wenig Gegenwehr erwartet wird, auszuwählen. Burnout-

Betroffene, die ohnehin eine defizitorientierte Meinung über sich selbst haben, bieten sich als „Lastesel" geradezu an. Einige Eigenschaften, je nach Burnout-Stadium, machen sie für Mobber besonders angreifbar:

- Sie sind reizbar und aggressiv, setzen sich selbst ins Unrecht.
- Sie sind depressiv und wehren sich nicht.
- Sie sind gesundheitlich angeschlagen, können das geforderte hohe Tempo nicht mithalten und hemmen den Arbeitsfluss.
- Sie „feiern" oft krank, andere müssen für sie einspringen und ihre Arbeit miterledigen.

Andererseits tragen Pflegekräfte, die aus anderen, unterschiedlichen Gründen zu Mobbing-Opfern wurden, stressbedingt ein erhöhtes Burnout-Risiko.

4

 Ausbrennende oder ausgebrannte AltenpflegerInnen, die zusätzlich noch gemobbt werden, sind in eine Doppelfalle geraten und benötigen besonders große Kraftanstrengungen, um sich daraus zu befreien.

Fallbeispiel
Gerlinde war durch eine Umschulung in den Altenpflegeberuf gekommen. Mit ihren 49 Jahren war sie froh, als sie fünf Monate nach dem Examen eine Stelle in einem kleinen Seniorenstift gefunden hatte. Schon bald merkte sie, dass sie dem rasanten Arbeitstempo und den Anforderungen an Konzentration und Flexibilität als Älteste im Team nicht gewachsen war. Rückenschmerzen, die von den berufsüblichen Hebe- und Transporttätigkeiten verursacht wurden, machten ihr zusätzlich zu schaffen. Auch der Kontakt zu den sehr anspruchsvollen BewohnerInnen gelang ihr nicht so recht. Gerlinde wurde depressiv und mutlos.
Anfangs schonten die neuen Kollegen Gerlinde, denn sie hatten die Anzeichen von Burnout bei ihr richtig gedeutet und wollten ihr Hilfestellung geben. Als die Ermahnungen der PDL über die Gesamtleistung des Teams und Angehörigenbeschwerden sich häuften, schlug

die solidarische Stimmung um. Gerlinde, die auch hin und wieder ver-
spätet und leicht alkoholisiert zur Arbeit erschien, wurde nun kaum
noch geduldet.
Bei anspruchsvollen Pflegetätigkeiten überging man sie, schloss sie von
privaten Treffen aus und behandelte sie auch am Arbeitsplatz „wie
Luft". Noch vor Ablauf der Probezeit erhielt Gerlinde die Kündigung
und ihre Stelle konnte nun „effektiver" besetzt werden.

■ Weitere Sündenböcke

Fast überall auf der Welt, in den Betrieben, Unternehmen und be-
dauerlicherweise auch in sozialen und psychosozialen Einrichtungen stößt man auf **Intoleranz** gegenüber MitarbeiterInnen,
• die aus einem anderen Land kommen
• die eine andere Hautfarbe haben
• die einem anderen oder keinem Glauben angehören
• die an einer Behinderung leiden.

Menschen, die aus diesen Gründen andere diffamieren, lächerlich
machen und schikanieren, ist besonders schwer beizukommen,
denn die Triebfedern des Mobbens sind Dummheit und Ignoranz.

4.1.2 Mobbing durch Vorgesetzte

Führungskräfte (Personalleitung, Heimleitung, Pflegedienstleitung) haben ein wirkungsvolles Instrument in der Hand, mit welchem sie unbequemen MitarbeiterInnen das Leben schwer machen
können: Macht.

Mobbing-Opfer sind:
1. Pflegekräfte mit Burnout-Symptomatik, die „betriebswirtschaft-
lich unproduktiv" sind, weil sie
• wegen Krankheit häufig ausfallen und Kosten verursachen
• im Verdacht stehen, die Arbeitsmoral des Teams zu untergraben
• demotiviert sind und Engagement vermissen lassen
• die „innere Kündigung" vollzogen haben und nicht mehr leis-
  tungsorientiert arbeiten.

2. Pflegekräfte mit intaktem Selbstvertrauen, die
- ihre Rechte kennen und wahrnehmen
- sich gegen Ungerechtigkeiten zur Wehr setzen
- Anordnungen nicht sklavisch Folge leisten
- Dienstanweisungen kritisch hinterfragen.

Der Wunsch nach Auseinandersetzung, Diskussion und Mitsprache wird von nicht ausreichend qualifizierten und ungeeigneten Leitungspersonen gleichgesetzt mit **Querulantentum.** Von kritischen MitarbeiterInnen fühlen sie sich persönlich angegriffen und fürchten um ihre Autorität. Sie sehen den Betriebsfrieden gefährdet durch einzelne „Aufwiegler", die unter den angepassten KollegInnen Nachahmer finden könnten. Wenn disziplinarische Maßnahmen wie Abmahnungen und Kündigungsandrohungen den „Rädelsführer" nicht einschüchtern, so geht die dienstliche Auseinandersetzung gewöhnlich in Mobbing-Handlungen über.

Macht und Einfluss werden eingesetzt, um störende oder leistungsschwache MitarbeiterInnen zu isolieren oder zur Aufgabe ihrer Arbeitsstelle zu nötigen. Es kommt zu anhaltenden schikanösen Übergriffen und Repressalien:
- unsinnige Versetzungen von einer Station zur anderen
- Anstiften von MitarbeiterInnen zur Unterschriftensammlung (Komplott) als Beweis für „Verfehlungen"
- Ignorieren von persönlichen Wünschen bezüglich Urlaub und Dienstfrei
- Übergehen bei Belobigungen
- Dienstverpflichtungen, obwohl andere MitarbeiterInnen zur Verfügung stehen
- Demütigung („herunterputzen") vor KollegInnen, BewohnerInnen und Angehörigen
- üble Nachrede, Rufmord, Stigmatisierung.

Sich gegen Leitungskräfte erfolgreich zur Wehr zu setzen, erfordert auf Dauer ein „starkes Nervenkostüm". In der Regel ist die Beweislage schwierig, denn KollegInnen sind als Zeugen unzuverlässig. Sie befürchten, ihrerseits schikaniert zu werden, ängstigen sich um ihren Arbeitsplatz und halten sich lieber heraus. Am Ende kapitulieren die Gemobbten und lassen es auf einen Arbeitsgerichtsprozess gar nicht erst ankommen. Bei vielen beginnt spätestens jetzt das Ausbrennen.

Wenn Vorgesetzte mobben, erleben die Opfer ihre eigene Machtlosigkeit oft als persönliche Niederlage. Solche Versagenserlebnisse beeinflussen die weitere berufliche Laufbahn und können den Weg zum Burnout bereiten.

4.2 Gegenmaßnahmen und Vorbeugung

■ Sich wehren

Mobbing-Opfer erkennen die Gefährlichkeit ihrer Situation meist erst dann, wenn die Intrigen gegen sie schon im Gange sind. Oft verstehen Gemobbte nicht sofort, was da mit ihnen geschieht, noch weniger, *warum* es passiert. Auch sind die ersten Mobbing-Attacken oft so subtil (latein. subtilis, fein gewebt), dass sie zunächst kaum spürbar sind. Ein Verdacht kommt den Betroffenen meist erst dann, „wenn das Kind schon in den Brunnen gefallen ist". Gerüchte, die bereits im Umlauf sind, lassen sich jetzt nur noch schwer stoppen und rufschädigende Behauptungen sich kaum mehr widerlegen.

Selten geben mobbende KollegInnen offen zu, dass sie feindselige Absichten hegen, wenn sie zur Rede gestellt werden. Es hängt also von der Sensibilität des Einzelnen ab, wie frühzeitig er sich als Mobbing-Opfer wahrnimmt und den Prozess noch beeinflussen kann.

Auf jeden Fall ist es wichtig, sich sofort zu wehren. Abzuwarten, bis die entwürdigende Behandlung durch KollegInnen oder Vorgesetzte von selbst endet, kann die seelische Gesundheit kosten und eine Burnout-Krise auslösen.

In der Ausgangssituation „Konflikt im Team" stehen Opfer und Täter noch nicht fest. Ungelöste Konflikte – auch zwischen nur zwei MitarbeiterInnen – sind ein Nährboden für späteres Mobbing. Jede Pflegekraft sollte deshalb, auch in eigenem Interesse, bemüht sein,

an Lösungsmöglichkeiten von Problemen in der eigenen Arbeitsgruppe aktiv mitzuwirken.

 Konfliktbeseitigung ist die erste und wichtigste Maßnahme
gegen Mobbing und gleichzeitig Prävention.

Es gibt eine Reihe von weiteren Möglichkeiten, gegen Mobbing vor-
zugehen und sich zu wehren. Erfolgversprechende Schritte sind:
- aus der inneren Defensive kommen und im Gespräch zu zweit
  oder mit allen Teammitgliedern eventuelle Missverständnisse
  oder Falschinformationen aufklären
- Unterstützung bei einzelnen KollegInnen (Verbündete) suchen
- Hilfe von Betriebsrat, Personalrat oder MAV in Anspruch nehmen
- das Problem in der Supervision thematisieren
- sich einer Selbsthilfegruppe anschließen
- ein Mobbing-Tagebuch führen
- in Kontakt treten mit dem sozialen Dienst oder der PDL und die
  Schwierigkeiten schildern
- nach Gesprächen mit Vorgesetzten ein Gedächtnisprotokoll an-
  fertigen
- die Gewerkschaft, Frauenbeauftragte oder einen Rechtsanwalt
  um Rat fragen
- die Krankenkasse über die Mobbing-Belastung informieren
- das Team, die Station oder die Arbeitsstelle wechseln.

Bevor man sich wegen Problemen mit Vorgesetzten zu rechtlichen
Schritten entschließt, ist zu bedenken, dass die Heimleitung als Ver-
treterin des Trägers grundsätzliche Rechte hat, z. B. das so genannte **Direktionsrecht**. Die Heimleitung kann über Art und Umfang
der Tätigkeiten der Pflegekräfte bestimmen und Anordnungen
treffen, die zur **Aufrechterhaltung der Ordnung** im Betrieb erforderlich sind (dazu gehören Ver- bzw. Umsetzungen). Erst wenn das
Direktionsrecht willkürlich und über einen längeren Zeitraum (ca.
ein halbes Jahr) nachweislich zu Sanktionszwecken missbraucht
wird, hat die Interpretation „Mobbing" vor Gericht Relevanz.

Es kommt vor, dass Vorgesetzte mit KollegInnen gemeinsam mobben oder das Mobbing dulden. In jedem Fall aber hat der Arbeitgeber die **Fürsorgepflicht** für seine Angestellten und muss dafür sorgen, dass kein Mitarbeiter physisch oder psychisch zu Schaden kommt. Macht ein Betroffener ihn auf die Mobbing-Situation im Gespräch aufmerksam, und es erfolgen keine Reaktionen, so kann (sollte) er sich schriftlich an ihn und/oder später an den Personalchef wenden.

Tipps für die Praxis
Musterschreiben

Sehr geehrter Herr X,

in unserem Gespräch vom _____ 2002 schilderte ich Ihnen, dass seit dem _____ 2002 folgende Angriffe auf meine Person von den Kollegen XY stattfanden und immer noch stattfinden:

_____

_____

Bisher haben Sie nicht eingegriffen und die Situation hat sich noch verschlimmert. Für den Fall, dass Sie weiterhin untätig bleiben, den Angriffen auf meine Person kein Ende bereiten und meine Gesundheit Schaden nimmt, kündige ich hiermit an, mein Arbeitsverhältnis zu beenden und Sie für die mir aus Ihrem Verhalten erwachsenden Schäden in Regress zu nehmen.

Hochachtungsvoll

Datum, Unterschrift _____

Selbstpflege

Bei Mobbing wie Burnout (oder beidem zusammen) erfahren die Betroffenen eine empfindliche Beeinträchtigung ihres Selbstwertgefühls und verlieren den Glauben an sich selbst.
Neben den erwähnten Hilfen von außen ist es erforderlich, auch selbst etwas zu tun, sein „Ich" zu stärken. Positive Rückmeldungen

sind hierzu notwendig, das Wiedererlangen von Kompetenz und damit auch Akzeptanz bei anderen. Die Rückbesinnung auf frühere Hobbys oder die Entdeckung neuer Freizeitbeschäftigungsideen können helfen, in einer stress-, konflikt- und frustrationsarmen Umgebung unbekannte Stärken und Talente bei sich wahrzunehmen. Musizieren, künstlerisches Gestalten, Laien-Theaterspiel, Fremdsprachen oder Sport sind nur einige der vielen Möglichkeiten.

■ Prävention

4

Chronischer Personalmangel (quantitativ und qualitativ), schlechtes Betriebsklima, mangelhafte Arbeitsorganisation, Unterbezahlung, dies sind einige der Missstände, die zu Stress, Frustration, Demotivation und innerer Kündigung (Burnout) beitragen. Auch die Entstehung von Mobbing wird von solchen miserablen Arbeitsbedingungen in der Altenpflege begünstigt. Den „schwarzen Peter" dafür über Heimleitung, Träger, Gesetzgeber und damit an die Politik weiterzureichen, ist allerdings zu einfach, niemandem wäre damit gedient.

AltenpflegerInnen selbst können dazu beitragen, ihr Team so mobbingresistent wie möglich zu gestalten, das bedeutet wachsam sein und eingreifen, bevor

- Konflikte im Team und Kontaktstörungen zwischen MitarbeiterInnen entstehen
- gefährdete (z. B. burnoutbetroffene) KollegInnen in die Isolation abgedrängt werden
- Vorgesetzte Informationen über „Verfehlungen" erhalten und destruktiv eingreifen
- Missverständnisse aufkommen
- Gerüchte und Stationsklatsch die Runde machen.

Zum Thema Mobbing und betriebsinterne Vorbeugungsmöglichkeiten gibt es ausführliches Informationsmaterial im Internet, bei einigen Krankenkassen, Gleichstellungsstellen und Gewerkschaften.

4.3 Eine Vision: Optimale Mitarbeiterführung

Zu den so genannten Schlüsselqualifikationen auf der Leitungsebene gehört die Fähigkeit, für harmonische betriebsklimatische Verhältnisse zu sorgen. Ein autokratischer Führungsstil, der auch häufig „Bossing" (engl. kommandieren) beinhaltet, ist dazu sicherlich nicht geeignet. Sozial kompetente HeimleiterInnen sind bemüht, einen intrigenfreien Raum und Transparenz in ihren Häusern herzustellen, damit die MitarbeiterInnen klare Feedbacks auf ihre Arbeitsleistungen erhalten und mobbingfördernde Unsicherheiten und diffuse Ängste gar nicht erst aufkommen. Üble Nachrede und Denunziantentum werden von umsichtigen Vorgesetzten ignoriert und unterbunden. Zu einer guten Unternehmenskultur gehört, offen und respektvoll (wertschätzend) miteinander umzugehen, unabhängig von Funktion oder Position. So wird eine Kommunikationsatmosphäre geschaffen, in der Mobbing und Burnout keinen Nährboden finden.

Kluge Führungskräfte wissen auch, dass ein durch Mobbing oder Burnout verursachter hoher Krankenstand bei den Pflegekräften zu gravierenden Leistungseinbrüchen führt, wodurch die Versorgung der BewohnerInnen beeinträchtigt wird und letztlich das Image des Altenheims leidet.

5

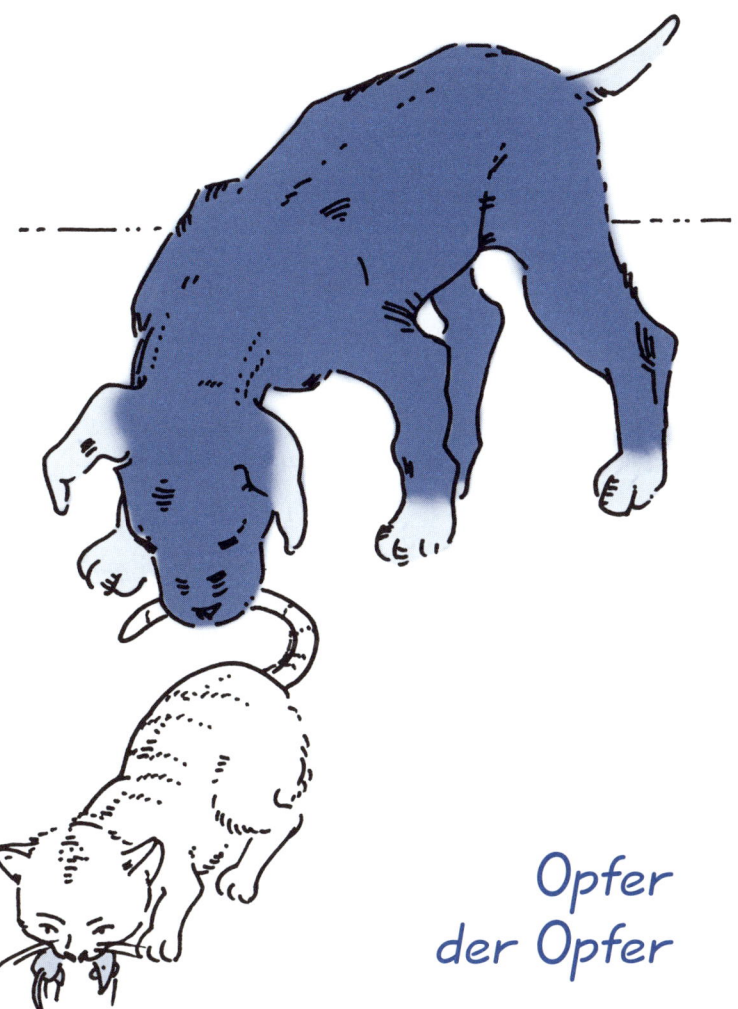

Opfer
der Opfer

Ausgebranntsein ist nicht nur für den Betroffenen selbst ein bedauernswürdiger Zustand. „Unschuldige" in der unmittelbaren Umgebung des Burnout-Opfers leiden mit.

Leidtragende am Arbeitsplatz sind vor allem die BewohnerInnen, zu Hause Familie (Partner, Kinder) und Freunde. Burnout unter dem Aspekt der „Mitleidenschaft" anderer zu sehen, ist sicherlich keine Hilfe für die Ausgebrannten selbst. Bewusstgemacht werden soll, dass Burnout „Kreise zieht" und nicht nur eine krisenhafte Befindlichkeitsstörung Einzelner ist. Es beeinträchtigt auch die Lebensqualität von Pflegebedürftigen und nahe stehenden Menschen im privaten Umfeld nachhaltig.

5.1 BewohnerInnen

Die Pflegebedürftigen in den Heimen verfügen selten über wirkungsvolle Instrumente, um sich gegen ungerechte Behandlung, schlechte Pflege und Vernachlässigung zu wehren. Stress und Frust beim Personal werden an sie, die Schwächsten in der Machtpyramide des Altenheims, weitergegeben. Sie dienen als **Blitzableiter** für verfehlte Personalpolitik, Defizite auf der Leitungsebene und mangelnder Arbeitsbewältigungsstrategien der Pflegekräfte. Mit dem Phänomen Burnout wissen HeimbewohnerInnen in der Regel wenig anzufangen und erleben verständnislos und betroffen dessen Auswirkungen.

Aus der Sicht der BewohnerInnen ist das Verhalten Ausgebrannter oft:

- gedankenlos, gleichgültig
- unfreundlich, unhöflich, respektlos, beleidigend, abweisend
- aggressiv, grob, ehrverletzend, unberechenbar, entwürdigend
- distanzlos
- zynisch.

In Unkenntnis der tatsächlichen Hintergründe suchen Pflegebedürftige die Ursache der gestörten Beziehung in ihrem eigenen Verhalten. Viele befürchten lästig zu fallen, zu viel Arbeit zu machen und „die armen Schwestern" zu überfordern. Durch häufige Bedürfnis-Äußerungen, so vermuten sie, fordern sie Unmut und ablehnendes Verhalten beim Pflegepersonal heraus. Um keine Mühe zu machen und Zurückweisung zu vermeiden, bringen sich eingeschüchterte BewohnerInnen oft selbst in gesundheitliche Gefahr:

- Sie trinken zu wenig („Ich habe keinen Durst mehr.").
- Sie werden nicht satt („Ich mag nichts mehr.").
- Sie werden inkontinent („Ich war schon zur Toilette.").
- Sie frieren oder schwitzen („Ich bin richtig angezogen.").
- Sie schellen nicht in Bedarfssituationen („Ich helf' mir schon selbst.").
- Sie verlassen trotz Sturzgefahr das Bett oder den Rollstuhl („Das Laufen tut mir mal gut.").

Fallbeispiel
Frau Rose besucht ihre Mutter, 83, Frau Chierkowski, im Altenheim. Sie ist erstaunt, dass die alte Dame, die trotz der halbseitigen Lähmung recht rüstig ist, kurz vor dem Mittagessen noch im Bett liegt. „Bist Du denn krank, Mama?" „Nein, nein, keine Sorge, das ist es nicht," wehrt Frau Chierkowski ab, „die sind heute nur zu dritt auf der Station, und weil ich immer so viel Hilfe beim Waschen und Anziehen brauche, habe ich gesagt, dass mir schwindelig ist und ich heute mal liegen bleiben möchte. Ich glaube, Schwester Petra war heilfroh, dass sie keine Umstände mit mir hatte." Sie fügt nachdenklich hinzu: „Hildchen, sag' das bitte den Schwestern nicht weiter: Mit der Petra konnte ich früher doch so gut. Wenn sie von ihrer Kleinen erzählt hat, haben wir oft zusammen gelacht. In letzter Zeit ist sie aber so durcheinander, hat mich schon zweimal auf dem Thrönchen vergessen und mich dann noch angeschnauzt, weil ich geschellt habe. Die Azalee kriegt auch kein Wasser mehr, keine Zeit! Sie hat wohl immer Kopfschmerzen und ganz dünn ist sie geworden! ‚Keine Zeit zum Quasseln', sagt sie jetzt immer, wenn sie aus meinem Zimmer rennt. Was die wohl gegen mich hat? Ach ja, man sollte gar nicht so alt werden –! Sei so lieb und mach' mich doch eben mal trocken. Ich bin schon seit heute früh ganz nass, da wollte ich's aber nicht sagen. Und Hildchen, bleib' bitte bis nach dem Essen, dann müssen die mich nicht auch noch füttern. Aber sag' bloß nichts!"

5

„Sag' das aber nicht den Schwestern", hören Angehörige oft von ihren Familienmitgliedern im Heim, nachdem diese sich bei ihnen beschwert haben. Sie befürchten, dann erst recht zum Angriffsziel schlechter Laune zu werden, was leider häufig wirklich der Fall ist.

Die BewohnerInnen, unabhängig vom Grad ihrer Verwirrt-heit, deuten gereiztes, zurückweisendes Verhalten der Pflege-kräfte irrtümlich als persönliche Antipathie und reagieren mit Rückzug oder Aggression.

▪ Bedürfnisse der alten Menschen im Heim

An der Qualität der Pflege fühlen BewohnerInnen am eigenen Leib, wenn das Personal kraftlos und demotiviert ist. Unzulängliche oder sogar gefährliche Pflege ist oft das Resultat von Überforderung und Dauerstress bei burnoutbetroffenen AltenpflegerInnen.

Fallbeispiel

Zwei Bewohner unterhalten sich: „Die werden hier immer komischer, Karl. Heute Mittag hab' ich zu Schwester Irmgard ganz harmlos gesagt, dass die Suppe nur lauwarm ist. Da keift sie mich an: ,Das ist hier kein 5-Sterne-Schuppen, und wenn Ihnen das Essen nicht passt, beschweren Sie sich bei der Küche. Ich hab' übrigens den ganzen Tag noch gar nichts gegessen!' Als ob ich daran schuld wäre!" „Ja, man darf hier gar nichts mehr sagen", antwortet Karl traurig. „Der Lutz war früher immer so ein feiner, höflicher Pfleger. Gestern Abend habe ich dreimal wegen Wasser und Tabletten geschellt. Er kommt 'rein und meckert, er hätte nur zwei Arme und zwei Beine, wenn's mehr wären, würde er im Zirkus arbeiten. Das sagen die immer, wenn man was von ihnen will." „Schöner Zirkus hier. Der liebe Gott sollte uns endlich holen," sinniert der andere resigniert.

Die BewohnerInnen erwarten professionelle Befriedigung ihrer elementaren Bedürfnisse. Neben ausreichender Ernährung sind dies:

a) Grundpflege
b) Behandlungspflege
c) psychische und soziale Pflege
d) Kommunikation

Unzufriedenheit der AltenpflegerInnen, fehlende Motivation und Verlust von Leistungsbereitschaft führen zu folgenschweren Mängeln in der Arbeit und sind im gesamten Bereich der Pflege spürbar. Wenn von **optimaler Pflege** die Rede ist, so geht es nicht um die routinemäßige Versorgung, sondern Einbeziehung und Mitbestimmung der BewohnerInnen gehören unverzichtbar dazu. Optimale Pflege ist von wirklich Ausgebrannten nicht leistbar, und BewohnerInnen nehmen körperlich und seelisch Schaden.

In Form einer Gegenüberstellung soll gezeigt werden, wie die Erfüllung der Grundbedürfnisse der BewohnerInnen optimal erfolgen sollte, und wie sie von Burnout-Opfern tatsächlich durchgeführt wird.

5

Grundpflege

optimal:	*Der Pflegebedürftige ist aktiviert, kann mitbestimmen und erfährt die Berücksichtigung seiner individuellen Wünsche.*
tatsächlich:	*Der Pflegebedürftige muss sich anpassen. Er wird unzureichend oder gerade nur mit dem Nötigsten versorgt, er hat anspruchslos zu sein.*

Behandlungspflege

optimal:	*Der Pflegebedürftige ist über den Sinn der täglichen Maßnahmen (Prophylaxe und Behandlungspflege) informiert worden. Dadurch ist er motiviert und hilft mit.*
tatsächlich:	*Die gesundheitlich notwendigen Maßnahmen geschehen über den Kopf des Pflegebedürftigen hin-*

weg, werden unzureichend oder gar nicht durchgeführt, vermeidbare Schäden entstehen.

Psychische und soziale Pflege

optimal:	Der Pflegebedürftige erhält rehabilitierende Be-wegungs- und Beschäftigungsangebote, kann seinen Tagesablauf mitgestalten. Soziale Kontakte werden akzeptiert, gefördert und initiiert. Erleb-bar gemacht werden Partnerschaft, Toleranz und Gemeinschaft. Die Pflege ist ressourcenorientiert. Die Beschäftigung mit Hobbys wird unterstützt. Ein Haustier ist erlaubt und erwünscht.
tatsächlich:	Der Pflegebedürftige muss sich strikt an die Haus-ordnung halten und in den Zeitrahmen des Heims einfügen. Anregungen zur Alltagsgestaltung fehlen. Er ist zur Passivität gezwungen und in seiner Iso-lation alleingelassen.

Kommunikation

optimal:	Der Pflegebedürftige erfährt Zuwendung durch helfende Zwiegespräche. Austausch mit Mitbe-wohnerInnen, Familie, früheren Nachbarn wird er-möglicht und gefördert. Er wird angeregt sich zu informieren (Zeitungen, Fernsehen) und mit der Außenwelt in Kontakt zu bleiben (Telefon).
tatsächlich:	Die Kommunikation mit dem Pflegepersonal ist stereotyp und heimbezogen, oder dem Pflegebe-dürftigen wird gar nicht zugehört und was er äußert, ignoriert.

Als erstes werden bei Burnout des Personals die sozialpflegerischen und kommunikativen Komponenten des Altenpflegeberufs vernachlässigt, oder diese bleiben ganz „auf der
Strecke". BewohnerInnen erleben durch Fließbandpflege: Isolation, Einsamkeit, Gefühlsverarmung und Regression.

■ Der „Heimschock"

Alte Menschen, deren gesundheitlicher Zustand den Umzug in ein
Pflegeheim erforderlich macht, erleben zuweilen den so genannten
„Heimschock". Neben vielen anderen Faktoren spielen Desinteresse und Lieblosigkeit von überforderten, ausgebrannten Pflegekräften eine wesentliche Rolle, wenn die neue Wohnumgebung als un-
persönlich, frostig, feindselig und deprimierend erlebt wird. Eine
bedrohliche Situation von Dauerstress entsteht.

Viele AltenpflegerInnen haben die folgende Erfahrung schon einmal gemacht: Neu aufgenommene BewohnerInnen, die keineswegs
lebensgefährlich krank sind, sterben überraschend nach kurzer
Zeit, oft nur wenigen Wochen oder sogar Tagen. Sie haben das
„Schockerlebnis Altenheim" nicht verkraften können.

Einige alte Menschen, die in ein Seniorenheim übersiedeln müssen,
fühlen sich von ihren Angehörigen „abgeschoben" und werten dies
als Liebesentzug und den völligen Verlust von Wertschätzung.
Plötzlich seine Autonomie zu verlieren und zum Pflegefall zu werden (z. B. nach einem Schlaganfall oder Oberschenkelhalsbruch) ist
eine einschneidende schmerzliche Zäsur in das bis dahin gewohn-
te, selbstbestimmte Leben. Nach dem Krankenhausaufenthalt, der
für viele der alten Menschen bereits in eine seelische Krise führt, die
sich zu einer Depression entwickeln kann, folgt die eigentliche
Katastrophe, nämlich die zumeist **unfreiwillige Heimeinweisung**.
Die alten Menschen fühlen sich entwurzelt und „entsorgt", „aufs
Abstellgleis geschoben" und als Verursacher lästiger Pflegearbeit im
Altenheim unerwünscht. Die Erkenntnis, nach einem vielleicht
entbehrungsreichen Leben plötzlich persönlich wertlos zu sein und
für andere nichts weiter als eine Arbeitsbelastung darzustellen, lässt

5

viele BewohnerInnen sowohl Lebensmut als auch Lebenswillen verlieren.

AltenpflegerInnen, die selbst enttäuscht und frustriert wurden und eine negative Einstellung zu ihrem eigenen Leben haben, begegnen anderen Menschen mit Passivität und Fatalismus. Sie sind nicht geeignet und in der Lage, diesen entmutigten, aller Hoffnungen beraubten alten Menschen stützend beizustehen, ihnen zu einem optimistischen Beginn ihres letzten Lebensabschnitts zu verhelfen und das Gefühl der Geborgenheit zu vermitteln.

> Pflegende in einem fortgeschrittenen Burnout-Stadium können Pflegebedürftige in schweren Lebenskrisen nicht unterstützen, sondern die Probleme unter Umständen noch verschlimmern.

5.2 Familie und Freunde

Für viele „Stressberufler" bilden Familienangehörige und Freundeskreis das stützende soziale System, das ihnen Entlastung und die Möglichkeit zur Regeneration bietet. Aber auch Partner, Kinder, Eltern, Freunde und Freundinnen können überfordert sein, wenn ihre Ressourcen von Burnout-Betroffenen über das normale Maß strapaziert werden.

■ Die Familie bringt Opfer

Das „normale Maß" an Belastung, welches Angehörige von AltenpflegerInnen tragen müssen, ist mit der berufsspezifischen Desorganisation von Freizeit eigentlich schon erreicht: Es gibt keinen geregelten Feierabend in der Altenpflege, Wechselschicht, Nacht-, Feiertags- und Wochenenddienste bereiten immer wieder neue Probleme bei der Bewältigung des Alltags. Alle Familienmitglieder müssen ihre persönliche Planung der Arbeitszeit (die sich oft kurzfristig ändert) des Pflegeberufstätigen anpassen.

Mehrheitlich sind es Frauen und Mütter (☞ Kap. 2.1), die, wenn sie in eine Burnout-Krise geraten, zum Konfliktherd in ihren Familien werden. Häufige Klagen von (Ehe-) Partnern und Kindern sind:

- Wenn sie frustriert und gereizt von der Arbeit kommt, sind wir die Leidtragenden.
- Es gibt bei uns kein anderes Thema mehr als „Altenpflege".
- Wir müssen von morgens bis abends Rücksicht nehmen, sie ist ständig „fix und fertig".
- Die Stimmung zu Hause ist meistens niedergedrückt und freudlos, weil sie nicht abschalten kann.
- Es gibt kaum noch gemeinsame Aktivitäten, weil alles zu laut oder zu anstrengend ist oder der Dienstplan sich plötzlich ändert.
- Mit unseren Schul-/Berufsproblemen müssen wir ganz alleine fertig werden.
- Alles, was mit dem Beruf zu tun hat, ist wichtiger als wir, wir rangieren nur noch unter „ferner liefen".
- Wir sind immer nur lästig, ob sie uns überhaupt noch liebt?

Die Familienmitglieder fühlen sich **vernachlässigt**, **zurückgesetzt** und in ihrem Stellenwert **verunsichert**.

Bei fortgeschrittenem Burnout kommt es in der Regel zu anhaltenden ernsthaften Kommunikationsstörungen und Missverständnissen unter allen Familienangehörigen. Das Gefüge droht auseinanderzubrechen. Kinder und Partner wissen mit dem „Patientenstatus" des früheren Familienmittelpunkts nicht umzugehen. Sie fühlen sich hilflos und ohnmächtig, wenn ihre Bemühungen um die Wiederherstellung der früheren harmonischen Gemeinschaft immer wieder fehlschlagen.

Partner von Burnout-Opfern kapitulieren und sehen oft nur noch in der Auflösung der Beziehung einen Ausweg, wenn sie selbstzerstörerische Verhaltensweisen und signifikante Persönlichkeitsveränderungen des anderen nicht mehr beeinflussen können.

Das Zusammenleben mit ausgebrannten Partnern wird erheblich gestört oder ist bereits zerrüttet, wenn Burnout-Symptome auftreten wie

- häufiger oder ständiger Alkoholmissbrauch
- Medikamentenabhängigkeit

- Aggressivität
- Depression
- Abkapselung von der Familie
- Desinteresse an Familienangelegenheiten
- Rückzug in eine Scheinwelt (z. B. Fernsehdauerkonsum)
- Verwahrlosungstendenz.

Fallbeispiel

Michael ist abends immer häufiger bei seinem Freund und Arbeitskollegen Oliver. Michaels Frau ist Altenpflegerin. Die Beziehung der beiden befindet sich in einer ernsten Krise. „Ich weiß bald nicht mehr, wie ich mit Tina umgehen soll", klagt Michael seinem Freund. „Ich schmeiße schon den gesamten Haushalt, versuche Humor und Optimismus zu versprühen. Ich höre ihr zu, ich schlage gemeinsame Unternehmungen vor, halte alles Belastende von ihr fern. Von meinen Problemen rede ich schon gar nicht mehr. Aber wenn Martina von der Arbeit nach Hause kommt, ist es so, als ob die Sonne sich verdunkelt. Tina ist in der ersten halben Stunde gar nicht ansprechbar, nicht einmal der Hund darf bellen. Sie verbreitet eine deprimierende Atmosphäre: Wenn sie überhaupt spricht, sind es traurige Geschichten aus dem Altenheim. Immer ist sie müde oder hat Schmerzen. Sie nimmt dauernd irgendwelche obskuren Mittelchen.

Als wir uns vor vier Jahren kennen gelernt haben – das war kurze Zeit nach ihrem Examen – war sie neugierig auf die ganze Welt, an allem interessiert und so reiselustig. Was haben wir für tolle Pläne gemacht.

Jetzt guckt sie sich schöne Landschaften nur noch in kitschigen Rührschinken im Fernsehen an und weint manchmal dabei. Ich habe das Gefühl, sie nimmt mich gar nicht wahr und lebt nur noch in ihrem eigenen Horrorfilm. Über Weihnachten wollten wir ein paar Tage zu meinen Eltern, ein bisschen ausspannen und Ski fahren. Heute sagte sie, sie kriegt keinen Urlaub. Martina lässt in ihrem Heim alles mit sich machen und wehrt sich auch gar nicht. ‚Keine Kraft mehr zum Kämpfen', hat sie gesagt. Ich weiß keinen Rat mehr, ich gehe so langsam mit Tina zusammen kaputt. Ach, Olli macht's Dir was aus, wenn ich heute Nacht bei Euch schlafe?"

Die Koordination von Altenpflegeberuf und Familie erfordert besonderes Organisationstalent, Flexibilität und Toleranz. Die krisenhafte Burnout-Entwicklung bei einem Angehörigen erschwert das ohnehin belastete Zusammenleben zusätzlich. Störungsursachen werden oft im Fehlverhalten Einzelner vermutet, so dass durch gegenseitige Schuldzuweisungen oder Selbstvorwürfe Beziehungsgeflechte zwischen den Familienmitgliedern so beschädigt werden, dass die völlige Zerrüttung nur noch mit externer Hilfe verhindert werden kann.

■ Opfer im Freundes- und Bekanntenkreis

Langjährige, enge und sehr vertraute Freunde sind oft diejenigen, die frühe Anzeichen einer seelischen Störung bei den Burnout-Betroffenen als erste bemerken und spüren, dass „etwas nicht stimmt". Zu Beginn des Ausbrennens hätten sie noch gute Chancen, erfolgreich zu intervenieren. Häufig aber werden gerade vor Nahestehenden berufliche Probleme bagatellisiert, um die Freundschaft nicht zu belasten. Ist das Burnout dann allerdings fortgeschritten, treten die Betroffenen (besonders an Depression erkrankte) den Rückzug von **allen** Menschen an und werden wohlmeinenden Ratschlägen beunruhigter Freunde gegenüber immer unzugänglicher. Zu diesem Zeitpunkt haben entferntere Bekannte ihre Bemühungen längst aufgegeben: „Man kann ja nicht länger mit ansehen, wie sie sich kaputt macht." Nahestehende Freunde kämpfen weiter und strapazieren sich in zermürbenden, oft erfolglosen, Diskussionen. Nicht selten stehen sie am Ende traurig und ratlos vor den Scherben einer einstmals tragfähigen Freundschaft. Vorwiegend einseitig gestützte Beziehungen sind zumindest zeitweise zerrüttet, wenn ausgebrannte Freunde

* problembezogenen Fragen ausweichen
* Konfliktbearbeitung ablehnen
* sich nur noch auf belanglose Themen einlassen
* Desinteresse an weiteren intensiven Kontakten bekunden
* „Einmischung" untersagen (z. B. bei Suchtmittelmissbrauch)

- jede Hilfe kategorisch abweisen
- Rückzugswünsche ausdrücklich betonen.

 Abgewiesene Freunde geraten nicht selten selbst in eine problematische psychische Verfassung. Sie erleben Trauer, Sorge, Unzulänglichkeit und Beschädigungen ihres Selbstwertgefühls.

Hallo, Jens,

Du bist in einer schweren Lebenskrise. Psychologen nennen das wohl Burnout-Syndrom. Boris und ich haben alles versucht, um Dir irgendwie zu helfen. Leider laufen wir in letzter Zeit vor eine Wand bei Dir, unsere Nähe scheint Dich nur noch mehr zu belasten. Deshalb wenden wir uns aus der Distanz mit diesem Brief an Dich. Wir sind nämlich mit unserem Latein am Ende und werden uns (vorläufig) zurückziehen.

Noch einmal die dringende Bitte an Dich, lieber Jens:
Gib acht auf Deine Gesundheit und versuche, die Sache mit dem Alkohol in den Griff zu bekommen! Es gibt gute Beratungsstellen mit kompetenten Leuten. Allein schaffst Du das nicht mehr!

Ich und Boris sind im Hintergrund immer für Dich da, wir müssen uns aber jetzt auch mal ein bisschen um unser eigenes Seelenheil kümmern. Wenn Du Nähe und Hilfe wieder zulassen kannst, dann melde Dich bitte bei Deinen Freunden

Tanja und Boris (in großer Sorge um Dich)

Abb. 7: Brief an einen Freund

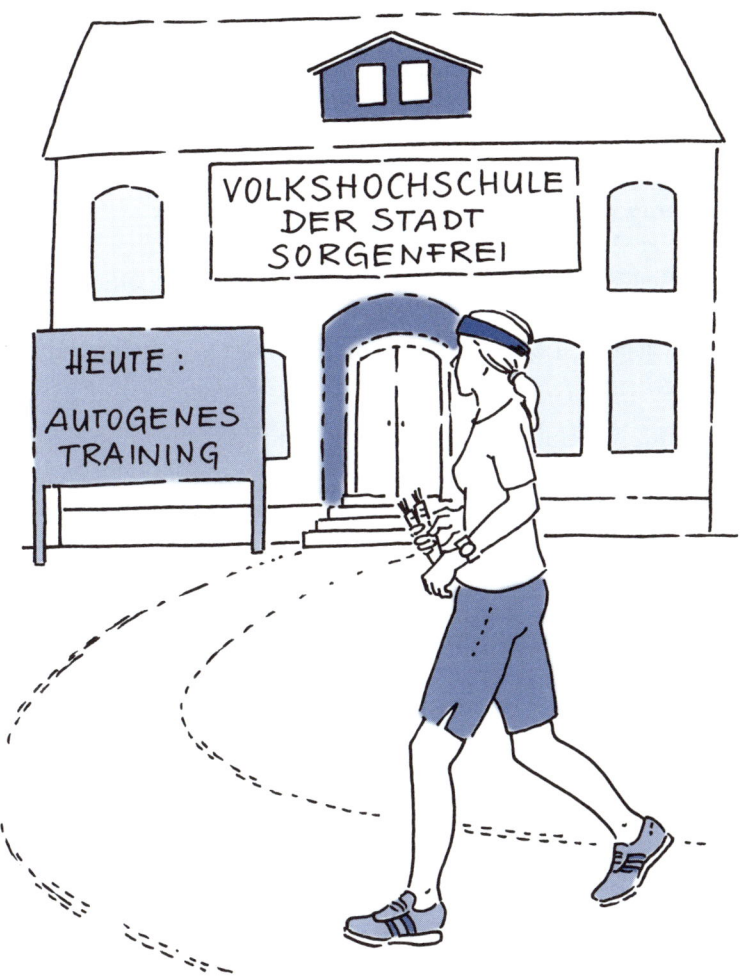

Welche Hilfen sind möglich?

6.1 Krise erkennen und reagieren

Um Burnout zu entgehen bzw. seinen Anfängen wehren zu können oder in einen bereits fortgeschrittenen Prozess sinnvoll einzugreifen, erfordert als ersten Schritt eine **individuelle Bestandsaufnahme**. Eine ehrliche „Selbstdiagnose" muss gestellt werden.

Zur Positionsbestimmung kann die Beantwortung folgender Fragen beitragen:

- Liegen Burnout-Symptome bei mir vor? Welche? ☞ Kap. 1
- Gehöre ich zu einem gefährdeten Personenkreis? Welchem? ☞ Kap. 2)
- Treffen bestimmte Burnout-Ursachen bei mir zu? Welche? ☞ Kap. 3
- Wie gefährdet oder betroffen bin ich in der Wahrnehmung anderer?

Sind diffuse Gefühle („Da stimmt etwas nicht mehr bei mir") erst einmal geklärt, gilt es, den für sich richtigen und gangbaren Weg aus dem Burnout-Zyklus zu finden oder diesen zu durchbrechen. Aus der großen Palette der Hilfsmöglichkeiten, von denen hier einige vorgestellt werden, müssen nun die passenden Kombinationen ausgewählt und auf ihre Durchführbarkeit nach folgenden Kriterien geprüft werden:

Persönliche Voraussetzungen, z. B.
- Abneigungen oder Vorlieben
- Fähigkeiten und Talente
- seelische und körperliche Ressourcen
- finanzielle und zeitliche Möglichkeiten
- eventuelle Unterstützung durch Familie und Freunde.

Voraussetzungen am Arbeitsplatz, z. B.
- Möglichkeiten zu Fort- und Weiterbildung
- Gewährung von Bildungsurlaub
- Bereitstellung von Supervision
- hausinterne Kinderbetreuung.

Tipps für die Praxis

Den Hauptanteil an der Burnout-„Behandlung" haben die Betroffenen selbst zu leisten. Deutliche Zielvorstellungen und Eigeninitiative sowie die Bereitschaft zu Veränderungen in der momentanen Lebenssituation sind wichtige Voraussetzungen, um auf die persönliche und berufliche Krise adäquat zu reagieren.

Neben der Feststellung des Handlungsbedarfs und der Information über mögliche Burnout-Strategien ist es ratsam, seine **Ziele** klar zu definieren.

Persönliche Ziele
- die innere Leere überwinden
- das psychische Gleichgewicht wieder herstellen
- körperlich und seelisch belastbar werden
- entspannen und genießen können
- mit Familie, Partner, Freunden in Harmonie leben
- Gelassenheit und Lebensfreude empfinden
- das Selbstwertgefühl stärken, sich selbst und andere positiv sehen.

6

Berufliche Ziele
- wieder leistungsfähig sein
- aus der Isolation heraustreten
- konstruktiv und kooperativ im Team mitwirken
- Fachkompetenz und Selbstbewusstsein ausstrahlen
- von KollegInnen und Vorgesetzten geschätzt und respektiert werden
- mit BewohnerInnen empathisch und verantwortungsvoll umgehen
- einen Arbeitsplatzwechsel riskieren
- in einem neuen Berufsfeld Zufriedenheit finden.

 Tipps für die Praxis
- ▶ Die momentane Persönlichkeitskrise als Chance begreifen
- ▶ Mit den Möglichkeiten eigener Ressourcen und externer Hilfsangebote seine Lebensqualität in Zukunft aktiv verbessern
- ▶ Schriftlich ein Fazit ziehen, etwa so:

Berufliche und private Hauptprobleme durch Burnout:

1. _____

2. _____

3. _____

Was unbedingt bald geändert werden muss (Nahziele):

1. _____

2. _____

3. _____

Diese Strategien sind vorstellbar:

1. _____

2. _____

3. _____

6.2 Supervision

Die regelmäßige Supervision ist, wenn sie kompetent und kontinuierlich durchgeführt wird, die erfolgversprechendste Methode am Arbeitsplatz selbst, Burnout zu verhindern oder den fortgeschrittenen Prozess aufzuhalten.

Viele AltenpflegerInnen begegnen der Supervision zunächst mit Skepsis, Unsicherheit und Angst (z. B. sich „seelisch entblößen" zu müssen). Auch wird misstrauisch befürchtet, mit der Einführung von Supervision habe die Heimleitung ein Instrument an der Hand, Pflegekräfte „aushorchen" zu lassen und für in der Sitzung geäußerte offene Kritik in Bezug auf Arbeitsbedingungen und Vorgesetzte später Sanktionen zu verhängen. In der Regel basieren solche abwehrenden Reaktionen auf falschen Vorstellungen (Vorurteilen) oder fehlender Aufklärung.

Damit die Supervision ihre klärende und entlastende Funktion erfüllen kann, müssen die Supervisanden (Supervisionsgruppe) über den Zweck, Durchführung und Zielsetzung umfassend informiert sein und die Supervision **wirklich akzeptieren**.

Am besten geeignet für Pflegekräfte und in Altenheimen am häufigsten praktiziert, ist die so genannte **Teamsupervision**. In ihr werden Fragestellungen und Probleme einzelner Mitglieder des Stationsteams oder der ganzen Gruppe bearbeitet. Bei Bedarf können auch neben Pflegekräften Fachkräfte aus anderen Berufsgruppen teilnehmen.

In der Teamsupervision können thematisiert werden:
- fallbezogene Probleme (mit einzelnen MitarbeiterInnen oder BewohnerInnen)
- gruppenbezogene Probleme (Konflikte im Team)
- settingbezogene Probleme (am Arbeitsplatz oder mit Vorgesetzten).

Bedingungen für erfolgreiche Supervision:
- Sie ist verbindlich und Bestandteil der Arbeitszeit.
- Sie findet regelmäßig statt.
- Sie wird in einer Gruppe von maximal 12 Personen durchgeführt.
- Sie ist supervisandenzentriert.
- Sie ist partnerschaftlich.
- Sie ist zielbestimmt.
- Der Supervisor muss unabhängig vom Träger der Einrichtung sein, also extern (institutsfremd).

6

■ Der Supervisor

Neben der eigenen Bereitschaft sich zu öffnen und dem Wunsch der Gruppe, **Transparenz** herzustellen, ist für die Effektivität der Supervision die **Person des Supervisors** mit entscheidend. Wichtige Eigenschaften sind:
- fachliche Kompetenz
- analytische Fähigkeiten
- Objektivität
- Vertrauenswürdigkeit
- Zuverlässigkeit
- Einfühlungsvermögen
- Unparteilichkeit.

Der Supervisor übernimmt gewissermaßen die Rolle eines **Moderators**, der gleichzeitig psychosoziale Beratung vermittelt. Er hört zu, beobachtet, analysiert, kommentiert und greift bei Bedarf richtungsweisend oder gesprächsanstoßend ein. Die Hauptaufgaben und Chancen der Teamsupervision liegen darin, Pflegekräfte zu befähigen,

- ihre Arbeits- und Lebenssituation positiv zu erleben (Stärkung von Selbstbewusstsein und Selbstwertgefühl)
- gemeinsam Arbeitsstörungen und Konflikte im Team zu beseitigen (Stärkung des Wir-Gefühls).

Ziele der Supervision:
- **Entlastung** durch Mitteilung belastender und schwieriger Arbeitssituationen
- **Reflexion** der bisherigen Arbeit auf eigene Arbeitsziele und Aufgabenstellung
- **Akzeptanz** und Verstehen eigener Wünsche, Ziele und Enttäuschungen
- **Verstehen** der BewohnerInnen im Hinblick auf deren Wünsche, Ziele und Probleme
- **Klärung** der Beziehung zwischen AltenpflegerInnen und BewohnerInnen
- **Erweiterung** von Informationen, Sach- und Fachwissen
- **Finden neuer Ansatzpunkte** für den Pflegeprozess
- **effektives Nutzen** eigener Ressourcen.

Die Teilnahme an der Supervision entbindet nicht davon, einen persönlichen Anteil an Problemlösungen zu leisten. Die Anwesenheit allein bewirkt noch keine Korrektur von Entwicklungs- und Handlungsabläufen. Die Supervisanden müssen den Wunsch und den Mut haben, sich zu öffnen und ihre Problematik und Zielvorstellungen klar benennen.

 Wenn das Setting (Beziehungsmilieu zwischen Supervisor und Supervisanden-Gruppe) „stimmig" ist, haben burnoutgefährdete AltenpflegerInnen gute Voraussetzungen, dem Ausbrennen durch rechtzeitige Intervention zu entgehen.

Tipps für die Praxis

Vornehmlich aus ökonomischen Gründen wird Supervision trotz nachgewiesener Verbesserung der Arbeitsleistung in vielen Altenheimen (noch) nicht angeboten. Der Versuch, diese psychologische Unterstützung zu erhalten, kann sich aber lohnen, wenn viele Pflegekräfte gemeinsam hartnäckig ihr Interesse bekunden und die Einführung von Supervision fordern.

■ Intervision

Eine Alternative zur Supervision stellt die so genannte **Intervision** („Innenschau") dar, wenn die Problemstellungen nicht so kompliziert sind, dass ein professioneller externer Helfer (Supervisor) hinzugezogen werden muss. Bei der Intervision ernennt das Team den Moderator selbst.

Zur Sprache kommen teaminterne Themen, wie sie ähnlich auch in der Supervision bearbeitet werden, z. B.:

- Wünsche, die eigene Arbeit zu reflektieren
- Konflikte im Team oder von Teammitgliedern mit der Leitung
- Kommunikationsprobleme, Konkurrenz, Rückzug
- überhöhte Ansprüche von außen an das Team
- unklare Regeln und Absprachen
- Informationsaustausch über BewohnerInnen
- Organisationsprobleme
- organisatorische Veränderungen durch z. B. Qualitätsmanagement.

Die Intervision soll regelmäßig stattfinden (z. B. alle sechs Wochen) oder bei dringenden Anlässen auch zwischendurch.

Ziel der Intervision ist es unter anderem, **Teambeschlüsse** zu fassen. Um in der Sitzung möglichst konkrete Resultate zu erzielen, ist es ratsam, dass die Themen vorher gesammelt werden und jeder Mitarbeiter sein Anliegen schriftlich mitteilt. Die Punkte werden dann in der Intervision thematisiert und Beschlüsse gefasst. Das Ergebnisprotokoll ist bestimmt für die Heim- und Pflegedienstleitung und an diese weiterzureichen.

6

Außerdem bietet die Intervision allen TeamkollegInnen ein Forum, Missverständnisse untereinander intern aufzuklären, Vorurteilsbildung entgegen zu wirken und **Solidarität** herzustellen.

 Tipps für die Praxis

Bei regelmäßiger und ernsthafter „Innenschau" eines Teams bestehen ideale Voraussetzungen für die „Früherkennung" von Burnout und Mobbing und die Gelegenheit, entsprechende Gegenmaßnahmen zu ergreifen.

6.3 Strategien zur Stressbewältigung

Eine der Spitzenpositionen unter den vielen Ursachen des Burnout-Syndroms nimmt zweifellos **negativer Stress** ein (☞ Kap. 3.6). Ihm gilt es. auf die individuell effektivste Art entgegenzuwirken und seine gesundheitsschädigenden Spätfolgen zu verhindern.

Stressabbau oder **Stresskompensation** bedeutet für den einen Entspannung, Abschalten und Ruhe, für den anderen Aktivität, Ablenkung und „Tapetenwechsel". Manche bevorzugen eine Kombination von beidem. In jedem Fall wird eine **Auszeit** genommen, in der man unerreichbar ist für unangenehme Stressoren.

Egal, welche Gegenstrategie der Gestresste wählt: Der Leitgedanke sollte dabei die **Selbstpflege** sein!

6.3.1 Entspannungstechniken

■ *Pseudo-Entspannung*

Wer unter hoher Anspannung steht, unter innerer Unruhe und Schlafstörungen leidet, „nervös" ist und Verspannungsschmerzen spürt, wünscht sich vor allem schnelle Hilfe, den sofortigen Eintritt von **Entspannung**. Die folgenden „Krücken" helfen allerdings nur kurzfristig:

Zuverlässig und prompt wirken einige **Psychopharmaka**: Sedativa (Schlafmittel) und Tranquilizer (Beruhigungsmittel). Gegen die Einnahme dieser Medikamente unter ärztlicher Aufsicht, zeitlich begrenzt und in sparsamer Dosierung, ist sicherlich nichts einzuwenden, wenn starker seelischer Druck eine effektive, schnelle Entlastung erfordert. Die Risiken dieser Arzneimittel (Gefahr der Abhängigkeit und Organschädigungen) sind Pflegekräften bewusst.

In leichteren Fällen von Nervosität und Einschlafstörungen greifen einige zu **Phytopharmaka** (pflanzliche Arzneien), z. B. Baldrian, und verspüren eine beruhigende Wirkung. Diese Therapie ist harmlos, nebenwirkungsfrei und einen Versuch wert.

Der spannungslösende Effekt von **Alkohol** kann zu bestimmten Anlässen und in gesundheitsunschädlichen kleinen Mengen genutzt werden, um einmal „richtig abzuschalten", sich wohl und gelockert zu fühlen. „Weicheren" Getränken wie Bier oder Wein sollte der Vorzug gegeben werden. Die Gefahr von Alkoholabusus und Sucht ist unter „Sozialberuflern" hinlänglich bekannt!

„**Rauchen** gefährdet die Gesundheit", diese Erkenntnis verhindert nicht, dass gerade in besonders aufregenden Situationen die „Entspannungszigarette" Rauchern ein kurzes wohltuendes Gefühl von Beruhigung vermittelt. Langfristig das Rauchen aufzugeben, ist ein sehr vernünftiger Vorsatz, aber in Stressphasen schwer zu verwirklichen.

Bewährte Seelentröster sind **Süßigkeiten**. Wer möchte sich schon von Gesundheitsaposteln eine Schachtel Pralinen oder ein üppiges Stück Torte „zwischendurch" verbieten lassen? Wenn man sich vor zu vielen Kalorien nicht fürchten muss, sollte man sich getrost ab und zu mit kleinen süßen Sünden selbst verwöhnen. Diese Stress-Killer setzen erwiesenermaßen „Glückshormone" frei und wirken beruhigend.

■ Die Seele baumeln lassen

Sich „echt" entspannen und kleine Regenerationspausen einlegen, das ist ohne großen Aufwand auch in stressigen Zeiten möglich und garantiert nicht ungesund. Erholung bietet z. B.:
- ein heiteres, besinnliches oder spannendes Buch
- ein Spaziergang
- ein Wannenbad (mit duftenden Zusätzen)

6

- ein Saunabesuch
- ein Tagtraum (oder Meditation)
- eine Phantasiereise (vor dem Einschlafen)
- eine CD mit ruhiger Musik
- einem Naturschauspiel zusehen.

Diese Aufzählung kann jeder für sich mit angenehmen Beschäftigungen fortsetzen, die wohltuend sind und beruhigend wirken.

■ Entspannung am Arbeitsplatz

Darüber können AltenpflegerInnen nur schmunzeln. Aber gerade für sie ist es notwendig, **Arbeitspausen** zum wirklichen Abschalten und Regenerieren zu nutzen. Nicht in allen Heimen stehen hierzu entsprechende gemütlich eingerichtete Personalräume zur Verfügung. Oft genug auch „entfällt" die Erholungspause wegen Arbeitsüberlastung. Trotzdem sollte, wenigstens hin und wieder, Abstand gewonnen werden von der Stationshektik, indem man kurzzeitig den Arbeitsplatz (oder besser noch das Haus) verlässt, um einmal tief durchzuatmen und vorübergehend unerreichbar zu sein.

■ Autogenes Training (AT)

Das autogene Training ist eine Methode der „konzentrativen Selbstentspannung", entwickelt von dem Göttinger Arzt J. H. Schultz (☞ Literaturverzeichnis). Stufenweise werden auf autosuggestivem (sich selbst beeinflussendem) Weg Konzentrationsübungen erlernt, mit deren Hilfe auf Körperfunktionen (z. B. Herzschlag-Frequenz) eingewirkt werden kann. Spannungszustände sollen ausgeglichen und Verkrampfungen gelöst werden. Die körpergerichteten Trainingseinheiten umfassen:

- Übungen zu Ruhe und Schwere
- Übungen zum Erleben von Wärme
- Übungen zur Regulation bestimmter Organe (Herz) und vegetativer Funktionen (Atmung).

Mit dem autogenen Training kann erreicht werden:
- Entspannung
- Beruhigung
- Selbstkontrolle
- Schmerzdämpfung
- Verbesserung des Körpergefühls.

Um die volle Wirkung der Tiefenentspannung auskosten zu können, ist es von Vorteil, die Übungen zunächst unter Anleitung eines mit dem Verfahren vertrauten Therapeuten durchzuführen. Autogenes Training wird auch in Gruppenkursen und -lehrgängen von den Volkshochschulen oder ähnlichen Instituten angeboten.

Kurzform „für den Hausgebrauch" nach U. und G. Datené (☞ Literaturverzeichnis):
An einem möglichst störungsfreien Platz wird – im Sitzen oder Liegen – eine lockere, bequeme Haltung eingenommen. Mit geschlossenen Augen werden nach mehrmaligem tiefen und gleichmäßigen Ein- und Ausatmen laut oder leise folgende „autogene Formeln" gesprochen:
Ich bin ruhig, ganz ruhig.
(Pause)
Gar nicht denken, gar nichts leisten.
(Pause)
Ich bin ruhig, ganz ruhig.
Meine Arme werden schwer und warm.
(Pause)
Ich bin ruhig, ganz ruhig.
Meine Beine sind schwer und warm.
(Pause)
Ich bin ganz ruhig und entspannt.
Ich atme ruhig und gleichmäßig.
(Pause)
Ich bin ganz ruhig und entspannt.
Ich fühle mich wohl und ruhig.
(Pause)
Ich fühle mich frisch und wohl.

6

Die Unterarme fest an die Oberarme heranziehen (so genannte „Zurücknahme"), die Augen öffnen und sich recken und
strecken.

Die Dauer der Pausen richtet sich nach den persönlichen Bedürfnissen. Es kann auch für den einen oder anderen hilfreich sein, einzelne Formeln mehrmals zu wiederholen.

Autogenes Training ist keine Soforthilfe, die – ausschließlich in
oder nach Stresssituationen angewendet – schnelle Wirkung bringt.
Wichtig ist, regelmäßig (z. B. morgens und/oder abends) zu trainieren, um auf Dauer Stressbelastungen vorzubeugen.

■ Progressive Muskelentspannung (PM)

Zur Lockerung stressbedingter körperlicher und seelischer Anspannung entwickelte der Arzt Edmund Jacobson aus Chicago bereits 1929 eine Methode der Selbstentspannung auf der Grundlage
psychophysiologischer Muskelarbeit. Das Verfahren besteht aus
praktischen Übungen, die die Muskeln einzelner Gliedmaßen
und/oder größerer Muskelgruppen betreffen.

Die PM verfolgt das Prinzip der abwechselnden **Anspannung** und
Entspannung. Mit dem Entspannen, dem **Loslassen**, wird das
Lösen der inneren Spannung assoziiert.

Wer in der Technik der progressiven (= fortschreitenden) Muskel-
entspannung erfahren ist und regelmäßig trainiert, kann Erfolge
erzielen bei der Behandlung von:

• Nacken- und Rückenschmerzen
• Bluthochdruck
• seelischer Verspannung
• Angst
• Depression
• Schlaflosigkeit.

Die Übungen sollen möglichst in einem vertrauten Raum stattfinden und Störungen ausgeschlossen sein. Die Kleidung sollte locker
und nicht beengend sein, um eine bequeme Sitz- oder Liegehaltung
einnehmen zu können. Es empfiehlt sich, die Augen zu schließen
und einige Male ruhig ein- und auszuatmen.

Nun beginnt die Konzentration auf den Körper, indem die einzelnen Muskelgruppen, beginnend mit den Zehen, in Gedanken „durchgegangen" werden. Ist ein entspanntes Körpergefühl erreicht, folgen die eigentlichen Übungsschritte (beginnend bei den Füßen):

1. Zehen fest zum Kopf hin anziehen (Spannung etwa drei Sekunden anhalten, dann loslassen und mit den anderen Muskelpartien genauso verfahren)
2. Unterschenkel an Oberschenkel
3. gebeugtes Bein Richtung Bauch
4. Gesäßmuskulatur anspannen
5. Bauchmuskulatur anspannen
6. Rücken gegen Unterlage pressen
7. Unterarm gegen Oberarm drücken
8. Fäuste ballen
9. Schultern hochziehen
10. Kopf in den Nacken legen
11. Augen zusammenkneifen
12. Stirn runzeln
13. Zähne fest zusammenbeißen.

Nach dem Übungsdurchgang spürt man das wohltuende Ergebnis, wenn man mit geschlossenen Augen noch eine Zeit liegen (oder sitzen) bleibt.

Es genügt, die PM einmal täglich zu trainieren, um schon nach kurzer Zeit das Empfinden tiefer Entspannung zu genießen. PM ist auch als Einschlafhilfe hervorragend geeignet.

■ **Vorzüge von AT und PM**

Die Methoden dieser beiden **Psychoregulationsverfahren** sind seit Jahrzehnten erprobt, und ihre Wirkung ist nachgewiesen. Um Erfolge zu erzielen, ist es nicht erforderlich, an die Übungstechniken zu *glauben* oder spezielle Voraussetzungen zu erfüllen. Es genügt, über ausreichende Konzentrationsfähigkeit und maximal eine halbe Stunde Zeit am Tag zu verfügen, um Stress durch Entspannung wirkungsvoll abbauen zu können.

AT und PM sind jederzeit und bequem zu Hause trainierbar, also ideal für AltenpflegerInnen, die sich wegen unregelmäßiger Dienste und Wechselschicht an feste Kurs- und Seminartermine nicht binden können.

Empfehlenswert sind Entspannungskassetten und/oder Trainingsanleitungen in Buchform. Beides ist im Fachhandel oder auch kostenlos bei einigen Krankenkassen erhältlich.

Die Effektivität der beiden Entspannungstechniken ist abhängig davon, wie gut es gelingt, regelmäßig zu üben. Dies erfordert anfangs ein wenig Disziplin, führt aber bereits nach einigen Wochen zu einem spürbaren Gefühl der Ausgeglichenheit.

■ Fernöstlich entspannen

Eine Fülle von Techniken zur Entspannung mit „exotischem Flair" sind in Literaturform auf dem Markt oder werden in VHS-Kursen oder Wochenendseminaren zum Kennenlernen und Vertiefen angeboten. Ähnlich wie bei AT und PM liegt auch den asiatischen Entspannungstechniken der Gedanke der Körper-Geist-Seele-Einheit zugrunde. Die drei bekanntesten fernöstlichen Methoden können hier nur skizziert werden:

- **Yoga** (Sanskrit „Joch", in welches der Körper eingespannt wird) ist im ursprünglichen Sinn ein ca. zweitausend Jahre altes philosophisch-religiöses Meditationssystem aus Indien. Die bei uns bekanntesten Entspannungstechniken wurden dem so genannten **Hatha-Yoga** (Körper-Yoga) entnommen. Es hat zum Ziel, über die Atmung und durch bestimmte Körperübungen, Konzentration und Meditation Körper, Seele und Geist in harmonischen Einklang zu bringen. Bei den körperlichen Übungen stehen Anspannung und Entspannung in einem ausgewogenen Verhältnis und wirken sich positiv auf den Muskeltonus aus. Auf diese Weise sollen auch „die Organe belebt" und „der Geist beruhigt" werden.
- **Qi-Gong** (qi = Lebenskraft; gong = üben) ist der Sammelname für eine Vielzahl unterschiedlicher Übungen, die in der chinesischen Medizin eine lange Tradition haben und den Körper, den Atem und die Aufmerksamkeit schulen sollen. Atem- und Körperbewegungen zielen auf „innere Reinigung" im Körper und in der Psyche. Der Atemfluss wird als fühlbare umlaufende Lebensenergie verstanden, wobei der Geist den Atem leitet.

- **Tai-Chi-Chuan**, bei uns bekannt als „Schattenboxen", ist eine asiatische **Bewegungsmeditation** und „sanfte" Selbstverteidigungsmethode. Charakteristisch sind die langsamen, weichen und harmonischen Bewegungen, die zu Ruhe, Ausgeglichenheit, Konzentration und Ausdauer führen sollen. Der Stressabbau durch Tai-Chi-Techniken beruht neben dem Entspannungseffekt auch auf aktiven Bewegungselementen, durch welche „Dampf abgelassen" werden kann.

 Für die Kompensation von Stress im Burnout-Prozess sind alle Entspannungstechniken geeignet, die nach individuellen Neigungen und Rahmenbedingungen ausgewählt wurden.

 Tipps für die Praxis
Um negative und schädigende Einflüsse auf die Psyche zu vermeiden (dies kann geschehen durch „tiefe" Meditationserfahrungen) sollten Menschen, die zu Labilität neigen, vor der Entscheidung für die eine oder andere Methode ein Beratungsgespräch mit ihrem Arzt führen.

6

6.3.2 Sport

Über Mangel an Bewegung werden AltenpflegerInnen sich kaum beklagen, denn Laufen, Rennen, Heben und Tragen sind anstrengender Bestandteil der täglichen Arbeitsbelastung. Bei Schichtende fühlt man sich eher „kaputt" und „erschossen" als gut durchtrainiert und wohlig entspannt. Das liegt daran, dass Art, Zeitpunkt und Intensität der körperlichen Bewegung (z. B. das Hetzen über lange Gänge von einer Schelle zur anderen) nicht frei gewählt, sondern aufgezwungen sind und deshalb als Stress empfunden werden. **Sport** treiben dagegen geschieht freiwillig, motiviert und zielorientiert. Sport verhindert oder mildert stressbedingte Beschwerden und Überlastungserscheinungen durch Effekte wie:
- Kräftigung und Lockerung der Muskulatur
- Stärkung des Herzmuskels und Senkung des Blutdrucks

- Förderung der Durchblutung (des Körpers und des Gehirns)
- Stärkung des Immunsystems
- Anregung des Stoffwechsels („Rücknahme" von Stresshormonen nach ihrer Ausschüttung)
- Reduzierung innerer Anspannung, depressiver Verstimmung und Ängstlichkeit
- Verbesserung der Stimmung durch Ausschüttung von „Glückshormonen"
- Stärkung des Selbstbewusstseins durch Leistungssteigerung
- Schaffung sozialer Kontakte
- Abbau von Aggressionen durch „Abreagieren".

Welche Sportart gewählt wird, hängt ganz von der persönlichen Leistungsbereitschaft oder -fähigkeit ab.

Als besonders geeignet für den Abbau von Stress werden empfohlen:

- Gymnastik (z. B. Aerobic, Jazz-Gymnastik, Dehn- und Streckübungen, Stretching)
- Tanzen (alle Richtungen und Variationen)
- Ausdauersport (Wandern, Radfahren, Skilanglauf, Schwimmen, Jogging)
- Geschicklichkeits- und Konzentrationstraining (z. B. Bogenschießen)
- Denksport (z. B. Schach).

Vor der Entscheidung für eine bestimmte Sportart sollten folgende Fragen beantwortet werden:

- Wie ist der Stand der momentanen körperlichen Fitness und Belastbarkeit?
- Soll allein oder in einer Gruppe (evtl. Verein) trainiert werden?
- Wie viel Zeit kann aufgewendet werden?
- Wann lässt sich das Training in den Tagesablauf einplanen?
- Soll der Sport drinnen (Wohnung, Halle) oder draußen (Garten, Sportplatz) ausgeübt werden?
- Wie viel Geld soll/kann investiert werden (für Sportgerät, Beitrags-, Nutzungsgebühren)?
- Macht die Sportart auf Dauer Spaß?

Tipps für die Praxis

▶ Gemeinsame sportliche Freizeitaktivitäten mit Arbeitskollegen können zu einem positiveren Klima im Team beitragen und damit auch den persönlichen Nutzen erhöhen. Gemeinschaftsfördernde Geselligkeit, außerberufliche Kommunikation und spielerische Bewegung (es müssen ja keine harten Wettkämpfe sein) lassen sich nach Feierabend gut miteinander kombinieren.

▶ Vor der Wahl eines körperlich anstrengenden Sports (Gymnastik, Leistungs- und Ausdauertraining), sollten eventuelle körperliche Risiken mit dem Hausarzt bzw. Orthopäden abgeklärt werden.

◼ Wo gibt es Informationen?

Das Angebot an Sportarten ist nahezu unerschöpflich, so dass für jeden Interessierten etwas Passendes zu finden ist. Auskünfte und Beratungen sind zu erhalten in Fitness-Centern, bei Sportvereinen, Krankenkassen, Volkshochschulen, in Gesundheitsämtern und in der Tagespresse. Öffentliche Sportanlagen können, teilweise kostenlos, oder gegen geringes Entgelt genutzt werden. Auch besteht die Möglichkeit, sich bereits existierenden oder noch zu gründenden privaten Initiativen von Gleichgesinnten anzuschließen (siehe Kontaktanzeigen, Rubrik „Sport und Freizeit" in diversen Zeitungen).

◼ Jogging als Beispiel für Ausdauertraining

Viele AltenpflegerInnen mögen es für geradezu widersinnig halten, vor oder nach ihrem anstrengenden Laufjob ausgerechnet im Joggen ihr Heil zu suchen. Sofort erscheint als Assoziation die einsame asketische „Rennmaschine" im verschwitzten Sportdress, die mit schmerzverzerrtem Gesicht Anlagen und Straßen unsicher macht, ausgemergelt stur geradeaus hetzt, um nach Erreichen ihrer Höchstleistung kurz vor dem Ziel fast zusammenzubrechen. Auf diese Weise realisiert, wird der Dauerlauf von den meisten als abschreckend empfunden und ist für Gestresste auch nicht empfehlenswert.

Das englische Verb „to jog" bedeutet in der ursprünglichen Übersetzung langsames „Dahintrotten". Unter „richtigem" Joggen versteht der Sportkundige, schnelles Gehen mit langsamem Laufen abzuwechseln. Es soll kein Geschwindigkeitsrekord aufgestellt und kräfteraubend gespurtet werden. Um die Vitalität zu steigern, genügt es, dreimal die Woche zu trainieren und nicht „verbissen" täglich.

Trainingsziele sind:

- **Kondition** und **Fitness** erlangen, um bei der körperlichen Beanspruchung im Alltag (Pflegeberuf) nicht so schnell zu ermüden
- die biologische **Stressreaktion** des Körpers (Bereitschaft für Flucht oder Kampf) durch Laufbewegung **abreagieren** und kanalisieren (☞ Kap. 3.6)
- in der freien Natur „über die Sinne" Berufsstress abbauen und vergessen, z. B. Vogelgesang **hören**, Pflanzengrün **sehen**, Blütenduft **riechen**, Luft und Wind **schmecken** und **fühlen**
- **Lebensfreude** empfinden und sich „beschwingt" fühlen durch körpereigene euphorieerzeugende „Drogen" (Endorphine), die Untersuchungen zufolge vermehrt bei Ausdauersportarten wie dem Joggen ausgeschüttet werden
- als Nebeneffekt „sanfte" **Gewichtsreduktion** durch Energieverbrennung.

Um die psychisch und physisch wohltuenden Effekte von Jogging voll ausschöpfen zu können, sollten folgende Regeln beherzigt werden:

- mit dem Training langsam beginnen und dessen Dauer der persönlichen Kondition entsprechend steigern
- möglichst an festgelegten Tagen und zu festgesetzten Zeiten laufen und sich witterungsgemäß kleiden
- auch bei schlechtem Wetter den „inneren Schweinehund" überwinden, aber aufhören, wenn Monotonie und körperliche Missempfindungen auftreten.

Prof. Dr. A. Weber (☞ Literaturverzeichnis) hat in seinem Aufsatz „Burnout und Lauftherapie" einen 12-Wochen-Plan für Laufanfänger entwickelt.
Ziel: dreißig Minuten ohne Unterbrechung laufen.

Woche	Laufen/Gehen (Zeitanteile) 3mal wöchentlich	reine Laufzeit (Minuten)
1	1 Min. Laufen/2 Min. Gehen (7mal wiederholen)	7
2	1 Min. Laufen/1 Min. Gehen (10mal wiederholen)	10
3	2 Min. Laufen/1 Min. Gehen (7mal wiederholen)	14
4	3 Min. Laufen/1 Min. Gehen (5mal wiederholen)	15
5	4 Min. Laufen/1 Min. Gehen (4mal wiederholen)	16
6	5 Min. Laufen/1 Min. Gehen (3mal wiederholen) anschließend 2 Min. Laufen/1 Min. Gehen	17
7	6 Min. Laufen/1 Min. Gehen (3mal wiederholen)	18
8	8 Min. Laufen/1 Min. Gehen (2mal wiederholen) anschließend 3 Min. Laufen/1 Min. Gehen	19
9	12 Min. Laufen/1 Min. Gehen (2mal wiederholen)	24
10	20 Min. ununterbrochenes Laufen/3 Min. Gehen	20
11	18 Min. Laufen/1 Min. Gehen (2mal wiederholen)	36
12	30 Min. ununterbrochenes Laufen	30

6

■ Stress durch Sport

Burnoutgefährdete oder -geschädigte AltenpflegerInnen sollten sich unbedingt davor hüten, übertriebenen Ehrgeiz zu entwickeln und mit ihrem Körper durch kräfteverzehrendes Höchstleistungstraining „Raubbau" zu betreiben. Auch verkrampftes, pflichtbewusstes Einhalten ungünstig gelegter Termine (Terminstress!) führt zu zusätzlicher Überforderung. Um Sport und Bewegung als Anti-Stress-Strategie erfolgreich einsetzen zu können, ist zu beachten, dass Aktivitäts- und Erholungsphasen gleichrangig miteinander abwechseln. In der Freizeit soll die gesundheitsschädigende Hektik des Pflegealltags kompensiert und nicht fortgesetzt werden.

6.4 Ernährung

6

■ Essen ist mehr als die Aufnahme
  lebensnotwendiger Substanzen

Ernährungslehre ist Bestandteil der Altenpflegeausbildung, und ihre Inhalte gehören zum Fachwissen von Pflegekräften. Es ist daher überflüssig, die Vorschriften für „gesundes" Essen zu wiederholen und ausführlich zu erläutern.
Der Spruch „Mens sana in corpore sano" ist eine altrömische, noch immer aktuelle, Weisheit und bedeutet: „In einem gesunden Körper wohnt auch ein gesunder Geist". In Bezug gesetzt zur Problematik des Ausbrennens mit seinen psycho-somatischen Krankheitssymptomen heißt die Erkenntnis: Die Gesunderhaltung des Körpers – und dazu gehört wesentlich eine ausreichende und ausgewogene mit Appetit verzehrte Kost – stellt Burnout-Prophylaxe und Therapie zugleich dar. Neben vielen weiteren Elementen der gesundheitsbewussten Lebensweise ist die „richtige" Ernährung allein allerdings noch keine Garantie für körperliches und seelisches Wohlbefinden: Genuss, gepflegte Esskultur und angenehmes Ambiente müssen die Mahlzeit begleiten, um „therapeutisch wirksam" zu sein. Essen und Trinken haben nicht nur die Aufgabe zu sättigen und den Durst zu stillen, sondern sollen zusätzlich

- gut schmecken („orale Befriedigung")
- entspannen und beruhigen
- der Selbstpflege dienen (sich verwöhnen)
- das Bedürfnis nach Geselligkeit befriedigen.

Während der Arbeitszeit essen gestresste AltenpflegerInnen oft „zwischen Tür und Angel", hastig und im Stehen sowie wechselschichtbedingt, sehr unregelmäßig. „Fast food" (ernährungswissenschaftlich gar nicht so schlecht wie ihr Ruf) ersetzt oft aufwändiges Kochen.

Tipps für die Praxis

- ▶ den Vorsatz fassen, mindestens einmal am Tag genießerisch und bewusst allein oder in Gesellschaft, eine Mahlzeit zu „zelebrieren".
- ▶ hin und wieder ohne schlechtes Gewissen kleine Esssünden begehen, sich vorsätzlich „etwas Gutes gönnen": Der Schokolade beispielsweise wird nachgesagt, dass ihr Verzehr Glücksgefühle erzeugt.
- ▶ Und ab und zu dürfen es auch mal die (zu Unrecht) gescholtenen „Burger" sein …

■ Ernährungsfehler

Jedes Zuviel oder Zuwenig ist ungesund, wie jeder weiß. Bezogen auf unsere Essgewohnheiten kann es sogar schädlich sein (zu fett – zu süß – zu salzig). Auch hierüber wissen kostkundige AltenpflegerInnen gut Bescheid. Die Folgen von Vitamin-, Mineralstoff- und Proteinmangel – wer möchte das noch hören? Aber ausdrücklich gewarnt werden muss, dies gilt besonders für erschöpfte Burnout-Betroffene, vor

- strengen Diäten zur schnellen Gewichtsabnahme (Kräfteverlust)
- asketischem Genussmittelverzicht (Selbstbestrafung)
- ungezügeltem „Frustessen" (Selbstverachtung)
- übertriebenem Gesundheitswahn (fehlinterpretierte „fit-for-fun-Ideologie")

6

- Heilserwartung durch bestimmte Kostformen (Einseitigkeit der Ernährung und Frustration, weil der erhoffte Erfolg ausbleibt).

■ Am besten: Wunschkost

Eine Anti-Burnout-Diät gibt es natürlich nicht. Keine spezielle Ernährungsweise, die zu einer Religion erhoben wird, bewirkt überhaupt irgendetwas. Geschmackserlebnisse, Genuss und Geselligkeit sind bei der „Burnout-Ernährung" Kriterien, die die bloße Essensaufnahme zu einem Positiverlebnis des fürsorglichen Umgangs mit sich selbst umfunktionieren können. Denn auch *Selbst*-Liebe geht durch den Magen! Jede Selbstkasteiung, auch beim Essen, führt zu zusätzlicher Frustration. Der Lebensmittelchemiker und Bestsellerautor Udo Pollmer (☞ Literaturverzeichnis) schreibt: „Ein Mensch, der jeden Bissen unter den Aspekten vermeintlich ‚gesunder Ernährung' zerkaut, befindet sich in der gleichen Situation wie einer, der Sexualität in erster Linie unter orthopädischen Gesichtspunkten sieht und vorsorglich seine Wirbelsäule entlasten möchte. Die ernährungsbewusste Küche aus den Elfenbeintürmen der Wissenschaft ist [...] wie Sex ohne Orgasmus."

6.5 Fort- und Weiterbildung

Sicherlich reagieren einige AltenpflegerInnen, die unter den Burnout-Symptomen Ermüdung, Erschöpfung und Überlastung leiden, zunächst mit verständlicher Abwehr auf den Vorschlag, sich in der knapp bemessenen Freizeit noch mit berufsbezogener Wissensaneignung zusätzlich zu „befrachten". Reicht es nicht schon, den Frust und Überdruss durch die tägliche Pflegeroutine einigermaßen zu bewältigen und nach besten Kräften zu überwinden? Schließlich hat man ja bereits drei lange Jahre Ausbildung und Examensstress hinter sich gebracht!
Wenn bei noch nicht ganz verbrauchten Pflegekräften ein kleiner Rest von Interesse an den **Inhalten** ihrer beruflichen Arbeit geblie-

ben ist, gibt es gute Gründe, das vorhandene, vielleicht verschüttete Wissen, trotz Freizeitopfer, zu erweitern oder wieder zu beleben. Argumente für Fort- und Weiterbildung sind:

- Kompetenzsteigerung (beruflich und psychosozial)
- Erweiterung von Kenntnissen
- Auffrischen und Vertiefen von früher Erlerntem
- Anreiz zu arbeitsbezogenen Innovationen
- kennen lernen von neuen beruflichen Perspektiven
- Knüpfen von interessanten Kontakten (z. B. zu anderen KursteilnehmerInnen)
- Erwerb von höherer Professionalität
- Verbesserung von Aufstiegsmöglichkeiten.

„Therapeutisch" betrachtet, dient Weiterbildung – und das ist für Burnout-Betroffene besonders wichtig –, dazu:

- das **Selbstwertgefühl** zu stärken
- **Sicherheit** im Umgang mit anderen und bei der täglichen Arbeit zu erlangen
- **Erfolgserlebnisse** zu haben.

Mit dem Erreichen höherer Professionalität und dem Erwerb von mehr fachlicher Kompetenz steigen sowohl Selbstachtung als auch der Respekt, der einem von anderen (nicht zuletzt Vorgesetzten) entgegengebracht wird.

■ Innerbetriebliche Fortbildung

Größere Träger wie Caritas, Diakonie, AWO, Deutsches Rotes Kreuz u. ä. bieten vielfach regelmäßige interne Schulungen an mit folgenden Inhalten (Auswahl):

- Kinästhetik (Methoden des kräftesparenden Arbeitens in der Pflege)
- Prophylaxen
- Lagerung nach Bobath
- Kommunikationstraining

- basale Stimulation
- Diabetes mellitus
- Inkontinenzbehandlung und -prophylaxe
- Wundbehandlung
- Suchtproblematik im Alter
- Neuroleptika, Wirkungsweise und Nebenwirkungen
- Morbus Alzheimer
- Pflegeplanung und Dokumentation.

Die Teilnahme an den Kursen ist meist freiwillig und wird von einigen Trägern als Arbeitszeit vergütet.

Externe Fortbildungen

Sie werden in Krankenhäusern, diversen Bildungseinrichtungen von Kirchen und Gewerkschaften, zum Teil in Seminarform, angeboten mit Themen wie:
- Arbeitsrecht
- Tod und Sterben, Sterbebegleitung
- Rehabilitation
- Selbstbehauptungstraining
- Teamarbeit
- Computer und Pflege.

Auf Anfrage übernimmt der Arbeitgeber, bei entsprechendem Eigeninteresse, manchmal die Kursgebühren ganz oder teilweise.

Berufliche Weiterqualifikation

Für „einfache" examinierte AltenpflegerInnen ist es einen Versuch wert, mit dem Arbeitgeber eine Kostenübernahme zu vereinbaren für die Fortbildung zur:
- Praxisanleitung (Mentor, Mentorin)
- Stationsleitung
- Pflegedienstleitung.

Zu berücksichtigen ist, dies gilt insbesondere für Burnout-Betroffene, die einen Stellen- oder Berufswechsel erwägen, dass der Träger bei Kostenübernahme fast immer einen mehrjährigen Verbleib in der Einrichtung nach der Weiterbildung verlangt. Andernfalls müssen die finanziellen Aufwendungen an den Arbeitgeber rückerstattet werden.

■ Spezialisierung: Gerontopsychiatrie

In Anbetracht der fortschreitenden „Psychiatrisierung" der Bewohnerstruktur in den Pflegeeinrichtungen befürworten vorausschauende Dienstgeber eine Zusatzausbildung in der **gerontopsychiatrischen Pflege**. Sie wird meist berufsbegleitend in mehreren Blöcken (Theorie und Praxis) angeboten und dauert in der Regel ca. ein Jahr. Zu den Ausbildungsinhalten gehören:

* der Erwerb fachlicher und sozialer Kompetenz in der Pflege psychisch veränderter alter Menschen
* psychiatrische Krankheitslehre (Schwerpunkt Demenzen)
* Rollenspiele mit Situationsanalysen
* Kenntniserweiterung im Umgang mit Psychopharmaka.

Ziele der Fachweiterbildung sind, fundiertes Wissen sowie Selbst- und Fremdwahrnehmung als Basis des beruflichen Handelns miteinander zu verbinden, die eigene Beobachtungsfähigkeit zu stärken sowie eine bessere Beziehungsgestaltung zu Demenzkranken und Depressiven durch die Einbeziehung ihrer jeweiligen Biografie. Ebenso sollen Empathie und Akzeptanz in der Begegnung mit Desorientierten vermittelt werden.

Die übliche Voraussetzung für die Weiterbildung ist das Altenpflegeexamen und eine mindestens zweijährige Tätigkeit in einem Pflegeberuf. Nähere Informationen erteilen die Berufsfachverbände und Fortbildungsinstitute.

Die Teilnahme an einem gerontopsychiatrischen Qualifizierungskurs ist eine wirkungsvolle Vorbeugung gegen das Ausbrennen. Burnout-Gefährdete erhalten hier die Gelegenheit, Selbstvertrauen im oft frustrierenden Umgang mit schwerst verwirrten alten Menschen zu erlangen. Die Einsicht in psychiatrische Krankheitsursachen und die damit verbundenen „nervigen" Verhaltensauffälligkeiten weckt Verständnis für die BewohnerInnen und auf diese Weise vielleicht eine stärkere Berufsmotivation.

 Tipps für die Praxis

Für labile AltenpflegerInnen mit ausgeprägter Burnout-Symptomatik ist diese Fachweiterbildung nicht empfehlenswert, da sie auf Grund der speziellen Thematik zwangsläufig mit den eigenen Defiziten konfrontiert.

■ **Bildungsurlaub**

Eine gute Gelegenheit, einmal eine „Auszeit" zu nehmen und sich mit neuen Lerninhalten zu beschäftigen, ist der fünftägige Bildungsurlaub, auf den ArbeitnehmerInnen in einigen Bundesländern, einmal pro Jahr, sogar einen Rechtsanspruch haben. Ohne triftige betriebsorganisatorisch bedingte Gründe darf kein Arbeitgeber diesen Urlaub verweigern. Die Auslegung des so genannten **Arbeitnehmerweiterbildungsgesetzes** ist allerdings „Ländersache", so dass andernorts die Gewährung dieses Zusatzurlaubs mit dem jeweiligen Arbeitgeber verhandelt werden muss. Es liegt also im Ermessen des Trägers, ob ein Arbeitnehmer für eine – auch nichtberufsbezogene Bildungsmaßnahme – (bezahlt) beurlaubt wird. Einen entsprechenden Antrag zu stellen, lohnt sich immer, denn ein paar Tage „Lernferien" bedeuten – nicht nur für Ausgebrannte – Abstand von der täglichen Routine und dem Alltagsstress, sowie Regeneration verbrauchter Kräfte. Gleichzeitig wird der geistige Horizont erweitert und Gemeinschaft (mit anderen Kursteilnehmern) erlebt.
Auskunft zum Thema Bildungsurlaub geben unter anderem Betriebsräte, MAVen und Gewerkschaften.

6.6 Privatleben und Freizeitgestaltung

6.6.1 Rückhalt im sozialen Umfeld

Familie, Freunde, Bekannte, Nachbarn, der Frisör und die Kassiererin im Supermarkt, sie alle bilden ein soziales Gefüge, die Gemeinschaft, in der Gestresste und Nichtgestresste das Gefühl des Vertrautseins haben und Schutz und Sicherheit suchen. Hier werden Akzeptanz und Zugehörigkeit zum Kreis der Freunde und Geborgenheit im Schoß der Familie erlebt. Das System der so genannten Sozialkontakte stellt ein Netzwerk dar, welches eine Reihe von wichtigen Funktionen erfüllt, z. B. Burnout-Vorbeugung und Krisenhilfe.

Die Aufgaben des persönlichen **sozialen Netzwerks** von Burnout-Bedrohten sind:

- Geborgenheit geben
- ein Refugium bieten
- Zuspruch und Trost spenden
- den Rücken stärken
- Vertrauen schenken
- Partei ergreifen
- Verständnis zeigen
- Wertschätzung vermitteln
- Verantwortung übernehmen.

6

In einem intakten privaten Umfeld werden gestresste und erschöpfte Pflegekräfte in die Lage versetzt, ihre „leeren Batterien" wieder aufzuladen.

Wenn in der häuslichen Umgebung Hilfsbereitschaft, Toleranz und Empathie den Ton angeben, finden AltenpflegerInnen den geeigneten Gegenpol zu ihrer aufreibenden, frustrierenden und psychisch belastenden beruflichen Tätigkeit. Die Strapazen des Arbeitsalltags können in einem stressfreien Raum abgeschüttelt werden, man kann „loslassen" und sich regenerieren.

Nahestehende Menschen, zu denen eine beidseitig freundschaftliche oder liebevolle Beziehung besteht, bieten Halt, geben Sinn und Selbstbestätigung. Sie sind als Kraftquelle im Alltag und in der Freizeit nicht nur für AltenpflegerInnen von unschätzbarem Wert.

Optimale private Rahmenbedingungen als Kompensation von Arbeitsunzufriedenheit sind:

- ein glückliches Familienleben
- eine tragfähige Partnerschaft
- enge Freundschaft(en)
- erfülltes Alleinsein (nicht Einsamkeit).

Wer privat glücklich und ausgeglichen ist, verfügt über wirkungsvolle „Waffen" gegen Überdruss und Frustration am Arbeitsplatz und läuft seltener Gefahr auszubrennen.

 Tipps für die Praxis

Der Rückhalt, den gestresste AltenpflegerInnen in ihren familiären und freundschaftlichen Beziehungen finden, sollte nicht gedankenlos aufs Spiel gesetzt werden.

Leider sind nicht immer Ehen und Beziehungen glücklich, Kinder unproblematisch und Freunde verständnisvoll und zuverlässig. Bei AltenpflegerInnen, die sich in einer Burnout-Krise befinden, lassen die Kräfte für private Umorganisation (z. B. Trennung vom Partner und von der Familie, Aufbau eines neuen Freundeskreises) und die Motivation für einen radikalen Neuanfang mit jeder weiteren Phase des Ausbrennens nach. Oft reichen aber auch weniger einschneidende Maßnahmen, um Familienfrieden und Haussegen zu retten:

 Tipps für die Praxis

▶ Konfliktfelder im häuslichen Bereich systematisch analysieren, dazu gegebenenfalls die einzelnen Probleme nach Schweregrad schriftlich „sortieren".

▶ Wenn nötig, „Dritte" (z. B. Familienberatung, Familientherapeuten, Partnertherapeuten, Schulpsychologen) hinzuziehen und sich bei Problemlösungen oder Vermittlungsversuchen professionell helfen lassen.

▶ Wem die Hausarbeit über den Kopf wächst, sollte sich fragen, ob einige der vermeintlichen „Pflichten" vielleicht überflüssig sind, abgeschafft oder an andere Familienmitglieder delegiert werden können.

▶ Manchmal ist die Entlastung durch eine Haushaltshilfe und/ oder Kinderbetreuung sinnvoll.

▶ Burnout-Betroffene mit „lebendigem" (unruhigem) Familienleben müssen mindestens einmal am Tag „die Tür hinter sich zumachen" können, d. h. sich einen zeitlich begrenzten Freiraum zum Abschalten erkämpfen, der von allen respektiert und keinesfalls untergraben werden darf. Ein eigenes Zimmer wäre ideal.

▶ Auch bei der Anzahl der Freunde ist weniger oft mehr. Von aufreibenden „Nebenschauplätzen" in einem problematischen Bekanntenkreis sollten sich Ausgebrannte oder Gefährdete zurückziehen und lieber tragfähige und belastbare Beziehungen pflegen.

 In einer schwierigen Lebenssituation Rat und Beistand zu suchen und anzunehmen, ist nicht Zeichen einer persönlichen Niederlage, sondern verantwortungsbewusstes Handeln für andere und sich selbst.

6.6.2 Freizeit spielend gestalten

In der arbeitsfreien Zeit geht jeder normalerweise seinen „Gewohnheiten" nach und macht sich keine tiefschürfenden Gedanken über Art und Nutzen seiner Freizeitgestaltung. Gehetzte und Gestresste, die müde und „kaputt" vom Dienst kommen, konsumieren lieber vorgefertigte Formen möglichst leichter Unterhaltung (Fernsehen, Video) als selbst aktiv ein „pädagogisch und therapeutisch wertvolles" Konzept für die Mußestunden zu erarbeiten. Liebgewonnene Gepflogenheiten aufzugeben ist meist wenig sinnvoll, jeder soll das tun, was seinen Neigungen entspricht und sich als Stressausgleich bewährt hat.

■ Sinn des Spielens für Burnout-Betroffene

Zum bloßen „Abhängen" und Nichtstun kann das **Spielen** eine sinnvolle Alternative sein. Spielerisch hat jeder in der Kindheit gelernt, das Leben zu meistern, Grenzen zu erfahren, die eigenen Kräfte zu messen und sich zu behaupten.

Zum Training von Selbstbewusstsein, Selbstwertgefühl und Selbstvertrauen – Eigenschaften, die gerade Burnout-Opfern weitgehend verloren gegangen sind – eignen sich Gesellschaftsspiele für Erwachsene auf vielfältige Weise. Gesellige Unterhaltung in einer überschaubaren Runde außerhalb der eigenen vier Wände oder der Kollegengemeinschaft erfüllt das Bedürfnis, von jeder Alltagsroutine abgelenkt zu sein und sich ohne das Dauergesprächsthema „Altenpflege" zwanglos zu amüsieren. Beim gemeinsamen Spielen darf jeder wieder ein wenig Kind und der Realität „entrückt" sein.

■ Wie, wo und was spielen?

Zu empfehlen sind Spiele, die
* in einer feststehenden kleinen Gruppe von vier bis sechs Personen gespielt werden
* allen bekannt oder leicht zu erlernen sind
* ohne Aufwand zu Hause (abwechselnd bei jedem Teilnehmer der Spielgruppe als Gastgeber) oder in einer „Stammkneipe" durchgeführt werden können
* an vorher festgelegten Terminen stattfinden.

Die übrigen Mitspieler müssen natürlich bereit und flexibel genug sein, Terminverschiebungen infolge von Dienstplanüberraschungen in Kauf zu nehmen.

Das „A" und „O" als Bedingung für optimales Abschaltenkönnen ist die störungsfreie Spielatmosphäre. Starke Außenreize wie Straßenlärm, laufender Fernseher, klingelnde Handys und dergleichen lösen Stress aus, beeinträchtigen die Konzentration und sind daher zu vermeiden.

Geeignete Gesellschaftsspiele sind (Auswahl):
* Doppelkopf
* Skat

- Rommé
- Monopoly
- Spiel des Wissens
- Wer wird Millionär?

■ Ziele des Spielens

Gesellschaftsspiele vermitteln die Erfahrung von:
- Gruppenzugehörigkeit (Akzeptanz, Identifikation, Wir-Gefühl)
- Erfolg (Sieg durch Anstrengung oder Glück)
- Stärke und Konkurrenzfähigkeit (Bestehen im Wettstreit)
- Fröhlichkeit (Spaß und Freude am eigenen Tun).

Spielerisch lässt sich erlernen:
- Umgang mit Misserfolgen
- Verlieren (ohne Versagensgefühl)
- Hartnäckigkeit (bei der Verfolgung eines Ziels)
- Flexibilität (verschiedene Lösungswege probieren)
- Konzentrationsfähigkeit
- Aggressivität im Sinn von Angriffslust
- Selbstverteidigung und Durchsetzungsvermögen (nicht untergehen)
- Zielorientierung (nicht aufgeben).

Fallbeispiel
Durch ihre Frisörin kam Mona, eine 27-jährige Altenpflegerin, zum Spielen. Seit ungefähr einem halben Jahr ist sie nun Mitglied einer Spielrunde, nachdem sie anfangs eher skeptisch war: „Wenn ich vom Dienst komme und dann die Zwillinge über mich herfallen, weiß ich abends, was ich getan habe. Da gehe ich keinen Schritt mehr aus dem Haus." „Na gut, einmal kann ich mir das ja ansehen", hatte sie geantwortet, als die Frisörin sie gebeten hatte, für eine plötzlich ausgeschiedene Mitspielerin einzuspringen.
Inzwischen ist das einmal monatlich stattfindende gemeinsame Spielen, Essen und Reden für Mona zur lieben Gewohnheit geworden und sie findet jedes Mal einen Weg, trotz ihres unregelmäßigen an-

strengenden Dienstes im Seniorenheim und den lebhaften dreijährigen Mädchen zu Hause, an den regelmäßigen Treffen teilzunehmen. Sie empfindet es als wohltuend und entlastend, den gewohnten Trott Beruf und Familie ab und zu hinter sich zu lassen. Unter den Mitspielern, außer Mona nehmen noch eine „Nurhausfrau", ein Polizist, ein Lehrer und die Frisörin teil, ist es so abgesprochen, dass weder Berufliches noch Familienthemen „auf den Tisch" gebracht werden. Mona fühlt sich nach den Spielabenden vergnügt und erfrischt. „Diese Auszeit ist mehr als eine Flucht aus dem Alltag", sagt sie. „Das unbeschwerte Spielen bringt mir Energie und neuen Schwung, ich möchte es nicht mehr missen. Auch meine Kinder und die Arbeit profitieren davon, dass ich lockerer geworden bin."

6.7 Neuro-Linguistisches Programmieren (NLP)

Als eine Art „Kurzzeittherapie" kann das so genannte Neuro-Linguistische Programmieren, welches in den siebziger und achtziger Jahren auf der Grundlage verschiedener wissenschaftlicher Richtungen in den USA entwickelt wurde, angesehen werden. NLP findet in der letzten Zeit immer stärkere Beachtung als Hilfe zur Alltagsbewältigung und Unterstützung bei der Verwirklichung privater und beruflicher Ziele. NLP wird in der Medizin zur Heilung seelisch bedingter Krankheiten eingesetzt und gilt in der Psychotherapie als schnelles und effizientes Verfahren zur Behebung leichter psychischer Störungen.

Seit neuerem ist NLP auch als effektive Gegenstrategie zu Burnout im Gespräch. Durch bestimmte Techniken sollen so genannte, burnoutbedingte, „Blockadesituationen" gelöst werden können.

Die Bedeutung des „Wortungeheuers" *Neuro-Linguistisches Programmieren* in seinen drei Bestandteilen:

- „Neuro" bezieht sich auf die Funktionsweise des Nervensystems und wie Sinnes-Eindrücke in den Vorstellungen und Gedanken, bewusst oder unbewusst, umgesetzt werden.
- „linguistisch" meint die Art und Weise, wie Sprache in der „inneren" Kommunikation (mit sich selbst) und der „äußeren" (mit anderen) eingesetzt wird.

- „Programmieren" bezeichnet die bei sich selbst angewendeten Prozesse und Strukturen sowie Lernmethoden mit dem Ziel neuer Kommunikationsmöglichkeiten.

■ Das Bild der „inneren Landkarte"

NLP'ler gehen von der Annahme aus, dass die Realitätsvorstellung jedes Menschen individuell und subjektiv durch verschiedene Arten der Wahrnehmung (sehen, hören, fühlen) und andere Einflüsse, zum Beispiel Kindheitserlebnisse, geprägt wurde. Die so entstandene **mentale Landkarte** wird als unvollständig, lückenhaft, verzerrt und wirklichkeitsfern angesehen. Dieses „falsche" Bild von der Realität führt nach Auffassung des NLP zu Vorurteilen und Fehleinschätzungen, ist aber veränderbar. Eine Erweiterung der Wahl- und Handlungsmöglichkeiten, ein Umdenken zum Positiven und damit einhergehend auch eine Verhaltensänderung sei durch zielgerichtete Beeinflussung mit Hilfe von NLP-Techniken erreichbar.

6

■ Die Grundüberzeugungen

Einen Überblick über die wichtigsten Grundannahmen (oder auch „Glaubenssätze") hat A. Winteler (☞ Literaturverzeichnis) zusammengestellt:

1. Menschen handeln gemäß der subjektiven Abbildung der Wirklichkeit in ihrem Gehirn und nicht nach der äußeren Realität.
2. Körper, Geist und Seele bilden eine Einheit und beeinflussen sich wechselseitig.
3. Viele verschiedene Verhaltensmöglichkeiten erhöhen die Flexibilität des Verhaltens.
4. Ein Mensch trifft immer die ihm bestmögliche Wahl auf der Grundlage der für ihn verfügbaren Informationen.
5. Jedem Verhalten, so merkwürdig oder skurril es auch erscheinen mag, liegt eine positive Absicht zu Grunde. Es gibt

mindestens einen Zusammenhang, in dem es nützlich (gewesen) ist.

6. Das Ergebnis von Kommunikation ist die Rückmeldung, die der einzelne bekommt, das Feedback; Fehler oder Versagen sind lediglich Lösungen für andere Probleme.

7. Wenn ein Mensch lernen kann, etwas Bestimmtes zu tun, können es grundsätzlich auch alle anderen Menschen bis zu einem gewissen Grade.

8. Die Menschen verfügen über alle Fähigkeiten (Ressourcen), die sie brauchen, um eine von ihnen angestrebte Veränderung zu erreichen.

Alle Modelle und Verfahren des neurolinguistischen Programmierens sind aus der Kombination aus den ersten beiden Grundannahmen entstanden.

■ Methoden und Techniken

NLP gibt es als Einzelunterweisung, wird aber vorwiegend in größeren Gruppen angeboten. Für bestimmte Übungen bildet der Trainer (auch Therapeut genannt) Kleingruppen.

Die Struktur der „inneren Landkarte" ist einer der therapeutischen Ansatzpunkte für den NLP-Trainer. Sie ist geprägt durch das so genannte „Repräsentationssystem". So wird das bevorzugte Wahrnehmungssystem jedes Einzelnen genannt, wobei an der sprachlichen Ausdrucksweise erkennbar ist, welcher der drei Hauptkanäle (der visuelle, akustische oder kinästhetische) für Informationsspeicherung und -weitergabe vom Klienten benutzt wird. Durch eine geeignete Fragetechnik kann nun der Trainer Wahrnehmungsdefizite aufdecken, die zu Missverständnissen und Kommunikationsproblemen führen.

Zusätzlich bedient sich der Trainer der Deutung nonverbaler (nicht-sprachlicher) Äußerungsformen des Klienten. Die Analyse von Körpersprache, Mimik, Atmung, Stimme und Hautfärbung ermöglicht Rückschlüsse auf Persönlichkeitsmerkmale des Klienten und dessen Problematik.

Auch die Kursteilnehmer werden angeleitet, die Ausdrucksweisen ihres Gegenübers zu deuten und dessen bevorzugten Kommunikationskanal herauszufinden. So kann eine Verständigung auf „gleicher Ebene" stattfinden.

Die mit Hilfe des Trainers und im Austausch mit anderen Gruppenmitgliedern gewonnenen Erkenntnisse über sich selbst werden ergänzt durch praktische Übungen, zum Beispiel die schriftliche Ausformulierung eines Veränderungswunsches und des Wegs seiner Verwirklichung bis zum konkreten Ziel.

Zu den Aufgaben des Gruppenleiters bzw. Trainers gehört wesentlich die Hilfestellung bei der Zielorientierung und -findung. Die Fragen an sich selbst lauten:

• Was soll erreicht werden?
• Was muss dafür getan werden, und auf was muss man eventuell verzichten?
• Welche Hindernisse oder Blockaden müssen beseitigt werden?

Die Ziele müssen bestimmte Kriterien erfüllen, sie sollen:

• *positiv formuliert* sein („Ich möchte ruhig und entspannt sein" anstatt „Ich möchte nicht ängstlich sein")
• *eigenverantwortlich* erreichbar sein (Was ist ohne fremde Hilfe möglich?)
• *angemessen* sein (Was steht in meinen Kräften?)
• *realitätsbezogen* sein (Was ist machbar?)
• *überprüfbar* sein (Was, wie, mit wem, wann?)
• *klar, präzise und spezifisch* benannt werden (Was genau will ich?).

Die NLP-Übungen sind ressourcenorientiert, setzen die Veränderbarkeit jeder persönlichen Krisensituation voraus und zielen ab auf die optimale systematische Nutzung der eigenen Fähigkeiten.

■ NLP und Burnout

Frustration und Apathie als Leitsymptome einer Burnout-Krise können auch als „Blockadezustände" (NLP-Terminologie) angesehen werden. Diese sind gekennzeichnet dadurch, dass der „Blockierte" keinen Zugriff auf seine Ressourcen und Fähigkeiten

hat, mit deren Hilfe die Situation des „Festsitzens" verändert werden könnte. Durch NLP soll Ausgebrannten eine andere als die bis-
herige negative Einschätzung ihrer beruflichen und/oder privaten
Perspektive ermöglicht werden. Die NLP-Technik des **Reframing**
(„Umdeuten") ist geeignet, um beispielsweise die hoffnungslose
Überdrusssituation in der Burnout-Krise dem Betroffenen als hoff-
nungsvolle Perspektive der Chance und des persönlichen Wachs-
tums erscheinen zu lassen.

■ NLP – Ersatz für Psychotherapie?

AltenpflegerInnen, die sich in einer tiefen Burnout-Krise mit aus-
geprägten seelischen und körperlichen Krankheitsanzeichen befinden, werden um eine fundierte psychotherapeutische und/oder
somatische Behandlung nicht herumkommen. Bei leichteren, weniger tief greifenden Beeinträchtigungen des Lebensgefühls und
allgemeiner Unzufriedenheit ist NLP als „Anleitung zum positiven
Denken" und „Motivationsmotor" sowie zur Mobilisierung von
Ressourcen eine Alternative, die erprobt und vielleicht nutzbar
gemacht werden kann.

NLP – „Therapeuten" sind vornehmlich Laien, die in weiter-
führenden NLP-Kursen zu Trainern ausgebildet werden.
Den Methoden liegen keine wissenschaftlich fundierten Erkenntnisse zu Grunde, sondern lediglich „Grundannahmen", die den
Charakter von Glaubenssätzen haben. NLP basiert auf einem bestimmten Menschenbild und ist eher als Lebensphilosophie mit
praxisbezogenen Gebrauchsanweisungen zu verstehen. Die Bedingungen für „seriöse", professionelle Psychotherapie erfüllt NLP
nicht. Beides muss klar von einander abgegrenzt werden.

Tipps für die Praxis
▶ Für an NLP Interessierte gibt es „Schnupperkurse" (z. B.
Wochenend-Seminare) und Informationsveranstaltungen.
▶ Neuerdings werden auch – von einigen Kliniken und Volks-
hochschulen – spezielle NLP-Kurse für Menschen in Sozial- und
Pflegeberufen angeboten.

▶ NLP-Programme zur „Selbstbehandlung" sind auf dem Buchmarkt zu finden, allerdings sollte Kursen mit fachkundiger Begleitung und Anleitung der Vorzug gegeben werden.

6.8 Zum Schluss: ein Appell ...

„Die da oben‘ machen doch sowieso, was sie wollen!" Das stimmt. Solange „die da unten" sich nicht einmischen.
Resignation, Ablehnung von Verantwortung und Handlungsunfähigkeit sind Merkmale des Burnout-Syndroms. Ohne Energie, Ausdauer, ein großes Kräftereservoir und Rückhalt in der Bevölkerung lassen sich als notwendig erkannte Reformen in der Sozial-, Gesundheits- und Seniorenpolitik nicht verwirklichen. In der mangelnden Verantwortung und entsprechender Handlungsweise der Regierung aber, so vermuten viele Pflegekräfte, seien die Wurzeln aller Missstände in den Altenpflegeeinrichtungen zu suchen.
Wer hat jedoch als überlasteter, erschöpfter „Pflegesklave" die Zeit und das Energiepotential, in der knappen Freizeit noch in der „großen Politik" Bedeutsames zu bewegen? Muss man denn aber gleich nach den Sternen greifen und bei „denen da oben" den Hebel ansetzen? Menschen, die „oben" an der Macht sind und Einfluss ausüben, gibt es auch in der Einrichtung, in der man selbst beschäftigt ist. Beinahe jeder, der unter belastenden Rahmenbedingungen seinen anstrengenden Beruf ausüben muss, kennt die Gefühle von Ärger, Aggression und ohnmächtiger Wut, wenn ihm das Stationsleben durch zusätzliche, sinnlose Erschwernisse, Druck und Ungerechtigkeiten seitens Vorgesetzter schwerer als nötig gemacht wird. „Das ist eben so, da kann man nichts machen", ist ein unbrauchbarer Beschwichtigungsversuch und heißt *klein beigeben.* Wer sich nicht so schnell einschüchtern lässt und bereit ist, auch kleine, unspektakuläre Verbesserungen in seinem Arbeitsbereich als Erfolg zu werten, dem bietet sich eine Reihe von Möglichkeiten, sein direktes berufliches Umfeld positiv mit- und umzugestalten. Voraussetzung sind Solidarität der KollegInnen und eine realistische Zielsetzung, ebenso kleinschrittiges Vorgehen und Beharrlichkeit. In den meisten Ausgebrannten schläft doch immer noch

6

der Wunsch, das Engagement und den Idealismus aus den An-
fangstagen dieses eigentlich schönen Berufs wieder beleben zu
können.
Selbst aktiv werden, aus der Anonymität der schweigenden „Pflegeroboter" heraustreten und die Gestaltung seiner Arbeitsbedingungen in die eigenen Hände nehmen, das ist eine wirklich wirkungsvolle Vorbeugung und Strategie gegen Burnout.

■ Wandel in der öffentlichen Meinung als Chance

In den Medien-Berichterstattungen, im Bewusstsein der Bevölkerung bis hin zu den Verantwortungsträgern in der Regierung voll-
zieht sich zurzeit ein erfreulicher Erkenntniswandel: Die Themen
„Altwerden" und „Pflegebedürftigkeit" rücken heraus aus der
Tabuzone. Das „soziale Gewissen" wird wachgerüttelt, Missstände
in vielen Pflegeeinrichtungen angeprangert und die Verantwortung dafür nicht mehr ausschließlich Pflegekräften in die Schuhe
geschoben. Das ZDF sendete unlängst eine Themenreihe mit
kritischen Beiträgen zu besorgniserregenden Zuständen in deutschen Seniorenheimen. Eine Tendenz verstärkt sich zu der Einsicht, dass in der mangelhaften Personalausstattung der Heime
eine wesentliche Ursache für die oft katastrophale Versorgungsla-
ge der BewohnerInnen zu suchen sei. Immer mehr couragierte
AltenpflegerInnen berichten in den Medien über ihre bedrücken-
de Arbeitssituation. Und immer deutlicher setzt sich in der Bevölkerung die Überzeugung durch: Menschenwürdige Versorgung
und einfühlsame Betreuung im Fall der Pflegebedürftigkeit – die
jeden ganz unerwartet treffen kann – setzt auch menschenwürdige Verhältnisse und Wertschätzung am Arbeitsplatz der Pflegenden voraus. Pflegekräfte, die sich um humanere Voraussetzungen
für ihre Tätigkeit bemühen, mehr Mitspracherecht und Eigenver-
antwortlichkeit einfordern, müssen keine „Einzelkämpfer" mehr
sein. *Burnout* ist auch für viele Nichtbetroffene kein Fremdwort
mehr!
Es ist erforderlich und auch möglich, Angehörige von Bewohner-
Innen als Mitstreiter und Verbündete für die gemeinsame Sache –
nämlich letztlich zum Wohl der Pflegebedürftigen – zu gewinnen.

Die Verbesserung der eigenen Lage und der der alten Menschen sollte als Herausforderung angenommen werden, sich persönlich einzubringen und zu engagieren – anstatt zu resignieren.

■ **Wo und mit wem lassen sich Ziele verwirklichen?**

Konstruktive Mitarbeit ist erwünscht und möglich in:
- Personalvertretungen (Betriebsrat oder MAV)
- Gewerkschaften
- Berufsverbänden
- Spitzenverbänden
- gemeinnützigen sozialen Vereinen, Kirchen
- Parteien.

Auch ohne feste Einbindung gibt es Wege, sich Gehör zu verschaffen, indem man
- Leserbriefe an Zeitschriften schreibt
- bei lokalen Rundfunkstationen im „Hörer-Radio" oder in ähnlichen Sendungen die Pflegesituation thematisiert, mitgestaltet oder moderiert
- sich an Demonstrationen zum Thema „Pflegenotstand" beteiligt
- Unterschriftenaktionen organisiert.

■ **Für wen lohnt sich der Einsatz?**

Passivität, stilles Erdulden und ängstliches Verharren in der Opferrolle macht einzelne AltenpflegerInnen und ganze Teams krank, führt zu Minderwertigkeits- und Ohnmachtsgefühlen, verursacht Gewissenskonflikte und schließlich kollektive Depression und Hoffnungslosigkeit.
AltenpflegerInnen sind aufgerufen, ihre eigenen Interessen und die ihrer Schutzbefohlenen laut und hörbar zu vertreten. Sie sind auch gegenüber dem Nachwuchs verpflichtet und verantwortlich dafür, welche Arbeitsbedingungen die nachfolgende Pflegegeneration vorfindet.

Literatur- und Adressverzeichnis

7

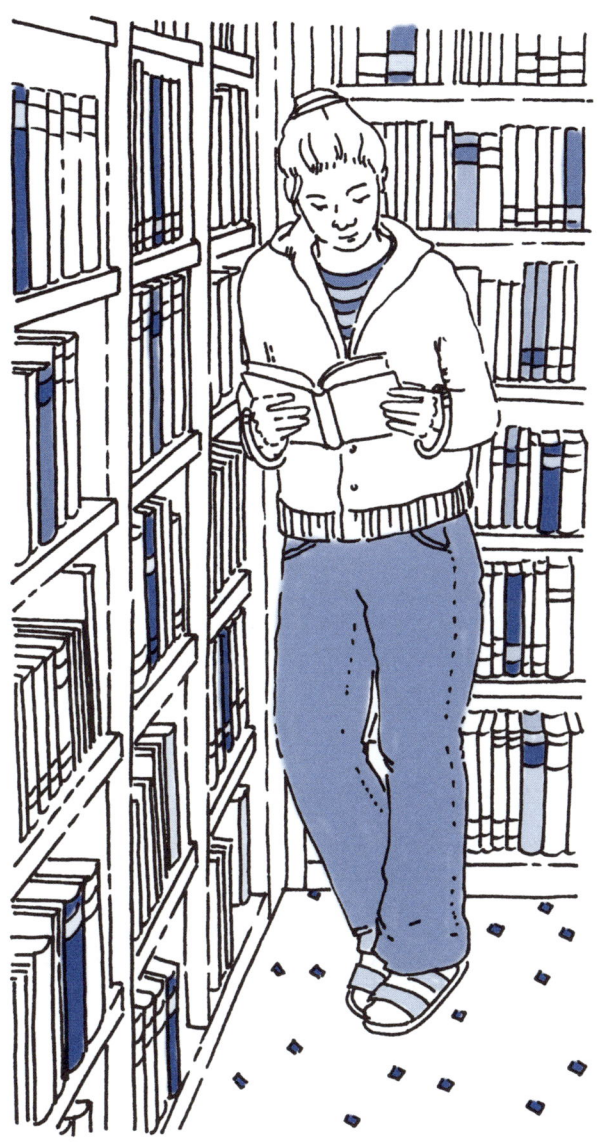

Literaturverzeichnis

ALTENPFLEGE FORUM: 5. Jahrgang, Nr. 1, März 1997. Curt R. Vincentz Verlag, Hannover: 1997

Aronson, E. et al.: Ausgebrannt. Vom Überdruss zur Selbstentfaltung. Klett-Cotta Verlag, Stuttgart: 1985

Bojack, B.: Gewaltprävention. Urban & Fischer, München/Jena: 2001

Braun, B. und Halisch, R.: Pflegeplanung als Arbeitsstil. Lehrbuch Altenpflege. Curt R. Vincentz Verlag, Hannover: 1989

Brockhaus, F. A.: Der Brockhaus: Psychologie. F. A. Brockhaus GmbH, Leipzig/Mannheim: 2001

Burisch, M.: Das Burnout-Syndrom. Springer, Berlin/Heidelberg: 1994

Dargatz, T.: Anti-Stress-Programm. Sportinform, München: 1995

Datenè, U. und Datenè, G.: Burnout als Chance. Betriebswirtschaftlicher Verlag DR. Th. Gabler GmbH, Wiesbaden: 1994

Dilling, H. und Reimer, C.: Psychiatrie und Psychotherapie. Springer-Verlag, Berlin/Heidelberg/New York: 1995

Domnowski, M.: Burnout und Stress in Pflegeberufen. Ein Leitfaden zur Psychohygiene. Brigitte Kunz Verlag, Hagen: 1999

Esser, A. und Wolmerath, M.: Mobbing. Ratgeber für Betroffene und ihre Interessenvertretung. Bund-Verlag, Frankfurt am Main: 2001

Feil, N.: Validation. Reinhards Gerontologische Reihe, Ernst Reinhard GmbH & Co. KG Verlag, München: 2000

Fengler, J.: Helfen macht müde. Zur Analyse und Bewältigung von Burnout und beruflicher Deformation. Verlag J. Pfeiffer, München: 1992

Giernalczyk, T. und Freytag, R.: Qualitätsmanagement von Krisenintervention und Suizidprävention. Vanderhoek & Ruprecht Verlag, Göttingen: 1998

Grond, E.: Altenpflege ohne Gewalt. Curt R. Vincentz Verlag, Hannover: 1997

Grond, E.: Die Pflege verwirrter alter Menschen. Lambertus Verlag, Freiburg i. Br.: 1986

Hoffmann-Gabel, B.: Supervision, Grundlagen, Orientierung, Entscheidungshilfen. Curt R. Vincentz Verlag, Hannover: 2001

Jacobson, E.: Progressive Relaxation. Univ Chicago Press, Chicago: 1938

Kaluzza, G.: Gelassen und sicher im Stress. Springer-Verlag, Berlin/Heidelberg/New York: 1996

Kirchner, H.: Mobbing im Pflegeteam. Georg Thieme-Verlag, Stuttgart: 2000

Kübler-Ross, E.: Interviews mit Sterbenden. Gütersloher Verlagshaus Mohn, Gütersloh: 1984

Leymann, H.: Mobbing. Psychoterror am Arbeitsplatz und wie man sich dagegen wehren kann. Rowohlt-Verlag GmbH, Reinbeck bei Hamburg: 1983

Lindemann, H.: Anti-Stress-Programm. Verlagsgruppe Bertelsmann GmbH, Bertelsmann Ratgeberverlag, München/Gütersloh/Wien: 1974

Meyers Lexikonred. (Hrsg.): Meyers großes Taschenlexikon in 25 Bänden. Bibliographisches Institut & F. A. Brockhaus AG, Mannheim: 2001

Mittag, O.: Mach' ich mich krank? Lebensstil und Gesundheit. Hans Huber Verlag, Bern/Göttingen/Toronto/Seattle: 1996

Modestin, J. et al.: Burnout in der psychiatrischen Krankenpflege. In: Monographien aus dem Gesamtgebiete der Psychiatrie; BD. 74. Springer Verlag, Berlin/Heidelberg: 1994

Pollmer, U. und Warmuth, S.: Lexikon der populären Ernährungsirrtümer. Eichborn AG, Frankfurt am Main: 2000

Pschyrembel, W.: Klinisches Wörterbuch. 259. Auflage. Walter de Gruyter Verlag GmbH & Co. KG, Berlin: 2002

Pschyrembel, W.: Therapeutisches Wörterbuch. 2. Auflage. Walter de Gruyter Verlag GmbH & Co. KG, Berlin: 2001

Richter, H. E.: Sich der Krise stellen. Reden, Aufsätze, Interviews. Rowohlt Taschenbuch Verlag GmbH, Reinbeck bei Hamburg: 1981

Richter, P. und Hacker, W.: Belastung und Beanspruchung. Roland Asanger, Heidelberg: 1998

Schall, T. U.: Erschöpft – müde – ausgebrannt. In: Reihe Perspektiven für die Seelsorge; Bd. 8., Seelsorge Echter, Würzburg: 1993

Schellenbaum, P.: Abschied von der Selbstzerstörung, Befreiung der Lebensenergie. Deutscher Taschenbuchverlag GmbH & Co. KG, München: 1990

Scherer, K. R. et al.: Die Streßreaktion: Physiologie und Verhalten. Verlag für Psychologie, DR. C. J. Hogrefe (Hrsg.), Göttingen: 1985

Schmidbauer, W.: Helfen als Beruf. Die Ware Nächstenliebe. Rowohlt-Verlag GmbH, Reinbeck bei Hamburg: 1983

Schmidbauer, W.: Die hilflosen Helfer. Rowohlt-Verlag GmbH, Reinbeck bei Hamburg: 1992

Schonert-Hirz, S.: Der Brigitte Stress – Ratgeber für Frauen. Wilhelm Goldmann Verlag, München: 1995

Schultz, J. H.: Das autogene Training. Georg Thieme-Verlag, Stuttgart: 1991

Schwochow, R.: Wenn Arbeit zur Sucht wird. Rat und Hilfe für Workaholics. Fischer Taschenbuch Verlag GmbH, Frankfurt am Main/Hamburg: 1999

Thiel, H. et al.: Psychiatrie für Pflegeberufe. Urban und Schwarzenberg, München: 1996

Vollmer, H.: Ich fühle mich fix und fertig. Das Burnout-Syndrom. Ueberreuther Verlag, Wien: 1996

Wagner, P. in Böllert, K. (Hrsg.): Ausgebrannt: Zum Burnout-Syndrom in helfenden Berufen. KT-Verlag, Bielefeld: 1993

Wahrig-Burfeind, R.: Wahrig Fremdwörterlexikon. Bertelsmann Lexikon Verlag GmbH, München/Gütersloh: 1999

Weber, A. in Meyer, E. (Hrsg.): Burnout und Stress. Praxismodelle zur Bewältigung. Schneider-Verlag, Hohengehren GmbH: 1991

Winteler, A.: Denken, Wollen, Handeln, das NLP – Erfolgsprogramm. Humboldt-Taschenbuchverlag, Jacobi KG, München: 1996

Zimbardo, P. G.: Psychologie. Springer-Verlag, Berlin/Heidelberg/New York: 1995

7

Adressverzeichnis

Berufsverbände:
Altenpflegefachverband
Kreuzbergstraße 38
40489 Düsseldorf
Tel. 02 11/40 14 82

Deutscher Berufsverband für Altenpflege (DBVA)
Sonnenwall 15
47051 Duisburg
Tel. 02 03/29 94 27
Fax 02 03/2 74 68

Deutscher Berufsverband für Pflegeberufe (DBFK)
Altendorfer Straße 97–101
45143 Essen

Gewerkschaften:
Deutscher Gewerkschaftsbund (DGB)
Bundesvorstand
Henriette-Herz-Platz 2
10178 Berlin
Tel. 0 30/24 06 00
Fax 0 30/24 06 03 24
E-mail: info@bundesvorstand.dgb.de
Internet: www.dgb.de
Internet: www.besser-mit-betriebsrat.dgb.de

Ver.di – Vereinigte Dienstleistungsgewerkschaft e.V.
Bundesvorstand
Potsdamer Platz 10
10785 Berlin
Tel. 0 30/69 56 0
Fax 0 30/69 56 31 41
E-mail: z. B. für NRW: LBZ.NRW@verdi.de
Internet: www.verdi.de

Beratungsstellen:
Deutsche Arbeitsgemeinschaft für Jugend-
und Eheberatung (DAJEB)
Münchener Straße 20
85774 Unterföhring
(Kostenlos: Beratungsführer für Ehe-, Partnerschafts-,
Lebens- und Erziehungsberatung)

Deutsche Hauptstelle für Suchtgefahren e.V.
Westring 2
59065 Hamm
Tel. 02381/901450

Die nationale Kontakt- und Informationsstelle zur Anregung
und Unterstützung von Selbsthilfegruppen (NAKOS)
Albrecht-Achilles-Straße 65
10709 Berlin
Tel. 030/8914019
Fax 030/8934014

Feministisches Frauengesundheitszentrum (FFGZ)
Bamberger Straße 51
10777 Berlin

Pro Familia, Bundesgeschäftsstelle
Stresemannstraße 3
60596 Frankfurt am Main
Tel. 069/639002-3

Fort- und Weiterbildung:
Hans-Weinberger-Akademie, Fort- und Weiterbildung
Industriestraße 31
81245 München
Tel. 089/86300940

Institut für Persönlichkeitsentwicklung (IPEG)
(Ausbildung, NLP und Stressbewältigung, NLP im Lernbereich)
Lauerstraße 6
69044 Heidelberg

ÖTV (verdi/– Fortbildungsinstitut für Berufe im Sozial- und Gesundheitswesen
Bismarckstraße 69
47057 Duisburg
Tel. 0203/351099

Mobbing-Hilfen:
Mobbing-Telefon
Mobbing-Beratungstelefon *(gemeinsame Einrichtung von verdi, kda und AOK)*
Tel. 040/20230209

Gesellschaft gegen psychosozialen Stress und Mobbing (GPSM)
Aukommallee 19
65191 Wiesbaden
Tel. 0611/541737 und 9570381

7

Mütter-Hilfen:
Deutsches Müttergenesungswerk
Hauptstraße 22–24
90547 Stein b. Nürnberg

Notmütter, Bundeszentrale Notmütterdienst,
Familien- und Altenpflege e.V.
Sophienstraße 88
60487 Frankfurt am Main
Tel. 0 69/77 90 81 oder 77 66 11

Patiententestament:
Christliche Patientenverfügung
Ev.-Luth. Kirche in Bayern
Meiserstraße 11–13
80333 München

Hospiz-Bewegung Münster e.V.
Sonnenstraße 80
48143 Münster
Tel. 02 51/51 98 74
(Mo., Mi., Fr. 10–12 Uhr)

Mit dem Sterben leben e.V. (Omega)
Kasseler Schlegel 19
35100 Hann.-Münden

Psychosomatische Kliniken:
Informationen aus dem Internet:
http://www.uni-bonn.de/~uzs8vn/S3PK.htm

Listen mit infrage kommenden Einrichtungen
sind auch bei den jeweiligen Krankenkassen
erhältlich.

Index